Infermiera

di

Medicina Nucleare

La guida completa

SILVIA REALI

Indice dei contenuti

« *Medicina nucleare: dove i pazienti si illuminano letteralmente dall'interno, in modo che i medici possano vedere cosa c'è che non va.* »

Introduzione

Medicina nucleare :
una breve presentazione.

La medicina nucleare, spesso avvolta da un velo di mistero a causa del suo nome evocativo, è in realtà un'affascinante specialità medica che combina scienza, tecnologia e assistenza. È nata dall'incontro tra i progressi della fisica nucleare e il bisogno costante della medicina di nuovi metodi di diagnosi e trattamento.

Il cuore di questa disciplina sono i radiofarmaci, sostanze radioattive utilizzate sia per stabilire immagini dettagliate dei processi interni del corpo umano, sia per trattare determinate malattie. Ciò che rende speciali queste sostanze è la loro capacità di colpire aree specifiche del corpo, offrendo ai medici una visione intima e precisa di ciò che accade all'interno del paziente, spesso molto prima che compaiano i sintomi.

In altre parole, la medicina nucleare è un po' come avere occhi superpotenti che possono vedere oltre la superficie, rivelando dettagli che altri metodi di imaging non possono. Questa specificità la rende uno strumento prezioso per diagnosticare patologie come il cancro, le malattie cardiache e i disturbi neurologici.

Ma la medicina nucleare non si ferma alla diagnosi. Svolge anche un ruolo terapeutico. Malattie come alcuni tipi di cancro alla tiroide vengono trattate utilizzando la radioattività per colpire e distruggere le cellule malate, un approccio che ha rivoluzionato il trattamento di questi pazienti.

Dietro questa tecnologia all'avanguardia, tuttavia, c'è una dimensione profondamente umana. Ogni procedura, ogni scansione, ogni trattamento coinvolge un paziente con le sue preoccupazioni, speranze e necessità. Ed è qui che la collaborazione tra gli operatori sanitari, compresi gli infermieri specializzati in medicina nucleare, è essenziale. Sono l'anello di congiunzione tra la tecnologia complessa e il paziente, assicurando che ogni fase sia eseguita con cura, compassione e competenza.

Quindi, al di là degli isotopi e delle scansioni, la medicina nucleare è una storia di continua innovazione al servizio dell'umanità, un campo in cui scienza e assistenza si incontrano per portare speranza a molti pazienti in tutto il mondo.

Il ruolo centrale dell'infermiere.

Gli infermieri sono molto più che semplici ingranaggi della macchina medica; svolgono un ruolo centrale nella cura dei pazienti di medicina nucleare. Il loro ruolo va ben oltre la somministrazione delle cure; comprende anche la relazione paziente-caregiver, il coordinamento dei trattamenti e il ruolo di educatore.

Innanzitutto, è fondamentale capire che l'infermiere è spesso il primo punto di contatto con il paziente. Prima di eseguire una scansione o di somministrare un trattamento, è l'infermiere che accoglie, rassicura e prepara il paziente. In un mondo in cui la radioattività è spesso sinonimo di ansia o paura, la capacità dell'infermiere di informare e infondere fiducia è fondamentale.

L'umanità degli infermieri è evidente anche nel loro ruolo di educatori. Non si limitano a somministrare farmaci o a monitorare le apparecchiature. Spiegano anche le procedure, rispondono alle domande e demistificano le paure. Così facendo, gli infermieri danno ai pazienti le chiavi per diventare protagonisti attivi della loro stessa cura.

Nella medicina nucleare, gli infermieri svolgono anche un ruolo tecnico essenziale. Preparare i radiofarmaci, monitorare i pazienti durante gli esami, gestire i potenziali effetti collaterali: tutti questi compiti richiedono competenze specialistiche. L'infermiere è il garante della sicurezza del paziente in un ambiente in cui la precisione e la vigilanza sono essenziali.

Ma oltre a queste responsabilità tecniche, l'infermiere di medicina nucleare è anche un coordinatore. È il collegamento tra il medico, il tecnico, il paziente e talvolta altri professionisti della salute. Il loro ruolo è quello di garantire che tutto fili liscio, che le informazioni fluiscano e che ogni fase del processo medico sia ottimizzata per il benessere del paziente.

Se la medicina nucleare è una complessa sinfonia di tecnologia, scienza e assistenza, l'infermiere è il direttore d'orchestra. Si assicura che ogni nota sia suonata alla perfezione e che il paziente, al centro di questa melodia, riceva la migliore assistenza possibile con compassione, competenza e dedizione.

Capitolo 1

FONDAZIONI MEDICINA NUCLEARE

Storia e sviluppo medicina nucleare.

La medicina nucleare, una disciplina all'incrocio tra fisica, biologia e medicina, ha una storia ricca che riflette il rapido sviluppo della tecnologia e della conoscenza nel corso del XX secolo.

La storia della medicina nucleare è iniziata seriamente con la scoperta della radioattività da parte di Henri Becquerel nel 1896, seguita poco dopo dal lavoro di Marie e Pierre Curie sul radio e sul polonio. Queste scoperte hanno gettato le basi per la comprensione delle proprietà dei materiali radioattivi e dei loro potenziali usi medici.

Negli anni '30 e '40, con lo sviluppo dei primi ciclotroni, divenne possibile produrre isotopi radioattivi artificialmente. Questi strumenti hanno aperto le porte all'uso di sostanze radioattive per visualizzare e trattare le malattie. Il primo trattamento di successo di una patologia della tiroide con lo iodio radioattivo, nel 1941, segnò una svolta.

Il dopoguerra ha visto una rapida espansione della medicina nucleare, sostenuta dai progressi della tecnologia e dagli investimenti nella ricerca nucleare. Negli anni '50, fu introdotto il concetto di scintigrafia. Questa tecnica utilizza telecamere speciali per rilevare le radiazioni emesse dagli isotopi radioattivi introdotti nel corpo, rendendo possibile la visualizzazione della distribuzione di questi isotopi e la diagnosi di diverse patologie.

Gli anni '70 hanno visto l'arrivo della tomografia a emissione di positroni (PET), un importante progresso che fornisce immagini tridimensionali del corpo umano con una risoluzione senza precedenti. Abbinata in seguito alla tomografia computerizzata (TC), questa tecnologia è diventata uno strumento prezioso per la diagnosi e il monitoraggio di molte malattie, in particolare dei tumori.

Alla fine del 20° e all'inizio del 21° secolo, la medicina nucleare continua ad evolversi con l'avvento di nuove tecniche di imaging, nuovi radiofarmaci e trattamenti più mirati. La fusione di immagini, come la combinazione PET/CT, offre una migliore localizzazione delle lesioni e informazioni più complete.

Oggi la medicina nucleare è una specialità ben consolidata, riconosciuta per la sua capacità di fornire approfondimenti unici sulla fisiologia e la patologia del corpo umano. È un esempio di come l'innovazione, la scienza e la medicina possano lavorare insieme per trasformare l'assistenza ai pazienti e offrire nuove prospettive di diagnosi e trattamento.

Isotopi radioattivi : amico o nemico?

Gli isotopi radioattivi, onnipresenti nel mondo della medicina nucleare, spesso suscitano sentimenti ambivalenti. Il loro stesso nome evoca sia progressi medici rivoluzionari che potenziali minacce. Tuttavia, come molti strumenti del vasto arsenale della scienza, questi isotopi non sono né intrinsecamente buoni né intrinsecamente cattivi. Il loro valore sta nel modo in cui li usiamo.

Amici nella diagnosi e nel trattamento
Il potenziale benefico degli isotopi radioattivi in medicina è indiscutibile. Sono essenziali per la diagnosi di molte condizioni. La scintigrafia, ad esempio, si basa sulla somministrazione di isotopi radioattivi al paziente per ottenere immagini dettagliate del corpo. Una volta introdotti, questi isotopi vengono indirizzati verso organi o

tessuti specifici, consentendo ai medici di rilevare le anomalie con una precisione senza pari.

Inoltre, alcuni isotopi hanno il potere di trattare le malattie. I tumori, ad esempio, possono essere mirati e trattati con i radioisotopi. La loro radioattività distrugge le cellule malate, offrendo un'alternativa o un complemento ad altri trattamenti come la chirurgia o la chemioterapia.

Potenziali nemici se gestiti male
La radioattività, tuttavia, non è priva di rischi. Un'esposizione eccessiva o non necessaria alle radiazioni può danneggiare le cellule sane, aumentando il rischio di cancro o di altre patologie. Ecco perché la quantità e il tipo di isotopo, così come la durata dell'esposizione, sono attentamente calcolati e monitorati durante ogni procedura medica.

Inoltre, la gestione dei rifiuti radioattivi è fondamentale. I materiali utilizzati in medicina nucleare devono essere conservati, gestiti e smaltiti con la massima attenzione per evitare la contaminazione.

Strumenti preziosi con grandi responsabilità
Come ogni potente scoperta scientifica, gli isotopi radioattivi comportano una serie di promesse e precauzioni. Simboleggiano il delicato equilibrio tra il potenziale di guarigione e la necessità di una manipolazione attenta.

Quindi gli isotopi radioattivi possono essere sia nostri amici che nostri nemici, a seconda di come li comprendiamo e li usiamo. Nelle mani esperte dei professionisti della medicina nucleare, sono strumenti salvavita inestimabili. Ma ci ricordano anche la grave responsabilità che deriva dal potere della scienza.

Apparecchiature: scintigrafia, PET, gamma camera e altro ancora.

La medicina nucleare si affida a un'ampia gamma di apparecchiature all'avanguardia per esplorare il corpo umano in modo non invasivo e per trattare determinate patologie. Ecco una panoramica di queste macchine, tanto affascinanti quanto essenziali.

1. Scintigrafia :
La scintigrafia è una tecnica di imaging medico che utilizza radioisotopi che vengono iniettati, inalati o ingeriti dal paziente. Questi isotopi emettono raggi gamma che vengono poi catturati da una telecamera gamma.

Telecamere gamma :
Queste apparecchiature rilevano le radiazioni gamma emesse dal radiofarmaco nel corpo del paziente. Sono costituite da cristalli speciali che trasformano la radiazione in luce, che viene poi convertita in segnali elettrici per creare immagini. Le immagini ottenute forniscono informazioni funzionali piuttosto che anatomiche, mostrando il funzionamento degli organi e dei tessuti in tempo reale.

2. Tomografia a emissione di positroni (PET) :
La PET è una tecnica di imaging medico più avanzata rispetto alla scintigrafia tradizionale. Utilizza isotopi che emettono positroni. Quando questi positroni incontrano gli elettroni nel corpo, producono raggi gamma che vengono rilevati dalla telecamera PET.

Telecamera PET :
Assomiglia a una TAC e spesso viene utilizzata insieme ad essa (PET/CT). Le immagini PET mostrano dove viene utilizzato il glucosio nell'organismo, il che è particolarmente utile per localizzare i tumori, che spesso consumano più glucosio dei tessuti normali.

3. Tomografia computerizzata (TC) :

Sebbene la TAC non sia specifica per la medicina nucleare, viene spesso utilizzata in combinazione con la PET per ottenere immagini sia anatomiche che funzionali. La TAC utilizza i raggi X per creare immagini dettagliate del corpo.

4. Terapie radianti :
Oltre alle apparecchiature di imaging, la medicina nucleare utilizza dispositivi per la somministrazione di radiofarmaci terapeutici. Questi trattamenti possono essere somministrati sotto forma di iniezioni, capsule o dispositivi interni specifici.

5. Sistemi di protezione e misurazione :
Data la natura radioattiva delle sostanze utilizzate, i dispositivi di protezione come schermi di piombo, camici speciali e dosimetri (che misurano l'esposizione alle radiazioni) sono essenziali per garantire la sicurezza dei pazienti e degli operatori sanitari.
Nel corso degli anni, la tecnologia alla base di queste apparecchiature si è evoluta notevolmente, offrendo una migliore risoluzione delle immagini, dosi di radiazioni ridotte e informazioni più precise sul corpo umano. Questi progressi continuano a trasformare il modo in cui le malattie vengono diagnosticate, monitorate e trattate, rendendo la medicina nucleare una parte dinamica ed essenziale del panorama medico moderno.

Il legame tra la radiofarmacia e medicina nucleare.

La radiofarmacia e la medicina nucleare sono intimamente legate, formando un tandem inscindibile nel panorama medico odierno. Per comprendere questa stretta relazione, dobbiamo definire ciascun campo ed esaminare come si intersecano.

1. Radiofarmacia :
La radiofarmacia riguarda la progettazione, la produzione e la distribuzione di radiofarmaci. Un radiofarmaco è una preparazione contenente un isotopo radioattivo legato a una molecola o a un composto specifico. Questi preparati possono legarsi a specifici tessuti, organi o cellule del corpo, rendendo possibile la visualizzazione o il trattamento di particolari condizioni.

2. Medicina nucleare:
La medicina nucleare è una specialità medica che utilizza i radiofarmaci per scopi diagnostici o terapeutici. Può fornire informazioni sulla funzione e sulla struttura dei tessuti e degli organi, o consentire un trattamento mirato di alcune malattie.

Il legame tra i due:

Diagnosi :
I radiofarmaci sono utilizzati come agenti di contrasto nella medicina nucleare. Quando vengono introdotti nel corpo, emettono radiazioni che possono essere rilevate da apparecchiature come le telecamere gamma o gli scanner PET. Queste immagini funzionali rivelano il funzionamento degli organi e dei tessuti e possono rilevare le anomalie.

Terapia :
Alcuni radiofarmaci hanno proprietà terapeutiche. Ad esempio, lo iodio radioattivo può essere utilizzato per trattare i disturbi della tiroide. In questo contesto, il ruolo dei radiofarmaci è quello di fornire un radiofarmaco sicuro ed efficace per colpire in modo specifico le cellule o i tessuti malati.

Ricerca e sviluppo :
La radiofarmacia svolge un ruolo cruciale nella ricerca di nuovi radiofarmaci. Questa collaborazione con la medicina nucleare ci permette di innovare, migliorare

l'accuratezza diagnostica e sviluppare nuovi trattamenti.

Qualità e sicurezza:

La produzione e la distribuzione di radiofarmaci richiedono standard di qualità rigorosi per garantirne l'efficacia e la sicurezza. I professionisti della radiofarmacia assicurano il rispetto di questi standard, garantendo che i prodotti utilizzati in medicina nucleare siano sicuri e appropriati.

La radiofarmacia e la medicina nucleare sono due aspetti dello stesso campo, che lavorano fianco a fianco per migliorare l'assistenza ai pazienti. La prima fornisce gli strumenti, mentre la seconda li utilizza per diagnosticare e trattare. Insieme, incarnano la promessa della medicina di precisione, focalizzata sulle esigenze individuali dei pazienti.

Capitolo 2

LA VITA QUOTIDIANA DI UN'INFERMIERA IN MEDICINA NUCLEARE

Preparazione del paziente : prima, durante e dopo l'esame.

La preparazione del paziente è un aspetto cruciale della medicina nucleare. Garantisce non solo la qualità delle immagini ottenute, ma anche la sicurezza e il benessere del paziente. Un esame di medicina nucleare richiede spesso una preparazione specifica, che varia a seconda del tipo di esame e del radiofarmaco utilizzato. Ecco una panoramica della preparazione del paziente prima, durante e dopo un esame di medicina nucleare.

Prima dell'esame :

- **Consultazione medica:** prima di qualsiasi esame, i pazienti devono generalmente consultare il medico di medicina nucleare per discutere lo scopo dell'esame, la loro storia medica, i farmaci che stanno assumendo e altri fattori rilevanti.
- **Digiuno:** alcuni esami, come la PET, possono richiedere al paziente di digiunare per diverse ore prima della somministrazione del radiofarmaco.
- **Idratazione:** spesso si consiglia di bere molta acqua prima dell'esame, per facilitare l'eliminazione del radiofarmaco dopo l'esame.
- **Abbigliamento comodo: le** consigliamo di indossare un abbigliamento comodo e di togliere tutti i gioielli o gli oggetti metallici.
- **Istruzioni specifiche:** a seconda dell'esame, possono essere fornite istruzioni speciali, come evitare determinati farmaci o seguire una dieta specifica.

Durante l'esame :

- **Somministrazione del radiofarmaco:** il radiofarmaco viene somministrato per iniezione, inalazione o ingestione. Il paziente può talvolta avvertire una leggera sensazione di freddo o di calore al momento dell'iniezione.

Tempo di attesa : Dopo la somministrazione, può essere necessario attendere che il radiofarmaco si disperda nell'organismo e raggiunga l'organo o il tessuto bersaglio.

Posizionamento: Il paziente viene posizionato su un tavolo da visita ed è essenziale che rimanga fermo durante l'acquisizione dell'immagine per garantire la qualità dell'immagine.

Comunicazione: durante l'esame, il personale medico comunicherà con il paziente, fornendo istruzioni e assicurando il suo comfort.

Dopo l'esame :

Idratazione: spesso si consiglia di bere molta acqua dopo l'esame, per favorire una rapida eliminazione del radiofarmaco dall'organismo.

Attesa dei risultati: le immagini ottenute saranno analizzate dal medico di medicina nucleare e i risultati saranno generalmente discussi in una successiva consultazione.

Istruzioni post-esame: in rari casi, possono essere fornite istruzioni specifiche, come evitare il contatto ravvicinato con bambini piccoli o donne in gravidanza per un breve periodo, a causa della radioattività residua.

Effetti collaterali: gli effetti collaterali degli esami di medicina nucleare sono rari. Tuttavia, se i pazienti avvertono un disagio o sintomi insoliti dopo l'esame, devono contattare il medico.

La preparazione del paziente in medicina nucleare è essenziale per ottenere immagini di alta qualità, garantendo al contempo la sicurezza e il comfort del paziente. Una buona comunicazione tra il paziente e il personale medico è essenziale per garantire che l'esame si svolga senza intoppi.

Amministrazione radiofarmaci.

La somministrazione di radiofarmaci è una fase fondamentale della medicina nucleare, che richiede rigore, precisione e conformità ai protocolli. Una volta somministrate al paziente, queste sostanze radioattive vengono utilizzate per ottenere immagini diagnostiche o a scopo terapeutico. Vediamo questo processo in dettaglio.

1. Tipi di radiofarmaci :
Esistono molti radiofarmaci diversi, ciascuno mirato a un organo, un tessuto o un processo fisiologico specifico. La scelta del radiofarmaco dipende dall'esame o dal trattamento previsto.

2. Via di somministrazione :
  * **Iniezione endovenosa: il** metodo più comune. Il radiofarmaco viene iniettato direttamente in una vena, di solito nel braccio.
  * **Ingestione:** alcuni esami, come quelli della tiroide, possono richiedere l'ingestione di una capsula o di una soluzione liquida contenente il radiofarmaco.
  * **Inalazione:** per gli esami polmonari, il paziente potrebbe dover inalare un gas o un aerosol radioattivo.
  * **Iniezione intra-arteriosa o intratecale:** per procedure specifiche, il radiofarmaco può essere somministrato direttamente in un'arteria o nello spazio subaracnoideo intorno al midollo spinale.

3. Preparazione del paziente :
Prima della somministrazione, è fondamentale verificare l'identità del paziente, confermare l'esame prescritto e assicurarsi che siano state seguite tutte le istruzioni pre-esame. Occorre inoltre verificare le allergie, i farmaci in corso e l'anamnesi medica pertinente.

4. Dosaggio :
Il dosaggio del radiofarmaco viene calcolato attentamente in base all'esame, al peso del paziente e ad altri fattori. L'obiettivo è quello di utilizzare la quantità minima necessaria per ottenere immagini di qualità, garantendo al contempo la sicurezza del paziente.

5. Misure di sicurezza :
Il personale che somministra i radiofarmaci adotta misure di protezione per ridurre al minimo l'esposizione alle radiazioni, come l'uso di siringhe schermate, l'uso di guanti e l'uso di schermi di piombo.

6. Monitoraggio del paziente:
Dopo la somministrazione, il paziente viene talvolta monitorato per assicurarsi che non ci siano reazioni avverse immediate. Sebbene siano rare, possono verificarsi reazioni allergiche o altre reazioni avverse.

7. Smaltimento :
I radiofarmaci vengono eliminati naturalmente dall'organismo, principalmente attraverso il tratto urinario. I pazienti sono spesso incoraggiati a bere molta acqua dopo l'esame per accelerare questo processo. Possono essere raccomandate delle precauzioni per evitare la contaminazione radioattiva, come lavarsi le mani dopo aver usato la toilette.

La somministrazione di radiofarmaci è una procedura complessa che richiede una formazione specialistica, un'attrezzatura adeguata e una stretta osservanza dei protocolli. Se eseguita correttamente, fornisce informazioni preziose per la diagnosi e il trattamento di molte malattie.

Sorveglianza e misure di sicurezza.

La medicina nucleare, sebbene vantaggiosa, comporta dei rischi associati all'uso di sostanze radioattive. Di conseguenza, il monitoraggio e le misure di sicurezza sono essenziali per proteggere i pazienti, il personale medico e l'ambiente.

1. Protezione del paziente :
   - **Dosaggio minimo:** i radiofarmaci vengono somministrati nelle quantità minime necessarie per ottenere immagini di qualità o un effetto terapeutico, riducendo al minimo l'esposizione alle radiazioni.
   - **Informazioni al paziente :** I pazienti vengono informati dei rischi e dei benefici dell'esame o del trattamento. Ricevono anche istruzioni su come ridurre l'esposizione di coloro che li circondano, se necessario.
2. Protezione del personale medico:
   - **Formazione:** il personale viene formato sui principi della radioprotezione, sulle tecniche di somministrazione sicura e sulle procedure di emergenza.
   - **Equipaggiamento protettivo:** guanti, grembiuli di piombo, schermi protettivi e altri dispositivi vengono utilizzati per ridurre l'esposizione alle radiazioni.
   - **Monitor dosimetrici:** il personale indossa dosimetri che misurano l'esposizione alle radiazioni in un determinato periodo.
   - **Protocolli di lavoro:** le procedure sono progettate per ridurre al minimo il tempo di esposizione e massimizzare la distanza dalle fonti radioattive.
3. Misure igieniche :
   - **Lavaggio delle mani:** un'igiene rigorosa è essenziale per evitare la contaminazione.
   - **Smaltimento sicuro:** tutti i rifiuti radioattivi, che si tratti di siringhe, guanti o prodotti di escrezione,

vengono gestiti con cura e smaltiti in conformità alle normative.

4. Sicurezza dell'installazione :

Zonizzazione: le aree in cui vengono manipolate o stoccate sostanze radioattive sono chiaramente identificate e limitate.

Ventilazione: le aree di lavoro sono dotate di sistemi di ventilazione adeguati per evitare la diffusione di sostanze radioattive.

Rilevatori di radiazioni: sono presenti allarmi e rilevatori per segnalare livelli elevati di radiazioni o perdite.

5. Monitoraggio ambientale:

Monitoraggio regolare: i livelli di radiazioni vengono monitorati regolarmente all'interno e nelle vicinanze delle strutture per garantire che rimangano entro limiti accettabili.

Gestione dei rifiuti: I rifiuti radioattivi vengono conservati, gestiti e smaltiti in conformità alle linee guida normative, garantendo la sicurezza a lungo termine.

6. Piano di emergenza:

Formazione e simulazioni: Il personale è addestrato a rispondere alle emergenze e le simulazioni sono organizzate regolarmente.

Kit di risposta: sono disponibili kit di risposta per le fuoriuscite e altri incidenti, contenenti tutto il necessario per gestire una situazione di emergenza.

La sicurezza in medicina nucleare è una priorità assoluta. Grazie a normative rigorose, formazione approfondita e attrezzature adeguate, i rischi associati all'uso di sostanze radioattive sono gestiti e ridotti al minimo, garantendo la sicurezza di tutti.

Comunicazione :
rassicurare e informare il paziente.

La comunicazione gioca un ruolo cruciale nell'esperienza del paziente in medicina nucleare. Dato che questa specialità è meno familiare al grande pubblico rispetto ad altri campi medici, e che comporta l'uso di sostanze radioattive, i pazienti possono provare un certo grado di apprensione o di ansia. Una comunicazione efficace è quindi essenziale per rassicurare, educare e guidare i pazienti durante il processo.

1. Ascolto attivo :
   Comprendere le preoccupazioni: Dedicare del tempo all'ascolto delle preoccupazioni e delle domande del paziente aiuta a indirizzare le informazioni da fornire.

   Convalidare le emozioni: riconoscere e convalidare i sentimenti del paziente, che sia ansioso, curioso o altro, è il primo passo per stabilire un rapporto di fiducia.
2. Informazioni chiare e appropriate:
   Linguaggio accessibile: anche se il pubblico di riferimento è costituito principalmente da infermieri, è fondamentale esprimersi in modo chiaro e semplice quando si parla direttamente al paziente, evitando il gergo medico ove possibile.

   Ausili visivi: l'uso di diagrammi, opuscoli o video può aiutare i pazienti a comprendere meglio la procedura.
3. Anticipare le domande:
   Spiegare il processo: descrivere passo dopo passo ciò che il paziente deve aspettarsi, dalla preparazione all'esame vero e proprio e al follow-up.

   Rischi e benefici: spiegare perché l'esame è necessario, cosa può rivelare e quali sono le possibili alternative. È anche fondamentale discutere i rischi associati, anche se sono minimi.

4. Incoraggiare l'interazione:

- **Fare domande:** incoraggiare i pazienti a fare domande e a esprimere le loro preoccupazioni.
- **Risposte oneste:** Se non è possibile rispondere immediatamente a una domanda, è meglio ammetterlo e impegnarsi a fornire una risposta il prima possibile.

5. Stabilire un clima di fiducia:

- **Atteggiamento empatico:** mostrare empatia e comprensione può rassicurare molto il paziente.
- **Riservatezza:** assicurare ai pazienti che tutte le informazioni che li riguardano sono trattate con la massima cura e riservatezza.

6. Informazioni post-revisione :

- **Cosa aspettarsi:** informare il paziente su come potrebbe sentirsi dopo l'esame e dargli dei consigli per aiutarlo a riprendersi.
- **Follow-up:** spiegare quando e come saranno comunicati i risultati e quali saranno i passi successivi.

La comunicazione è uno strumento potente per trasformare un'esperienza potenzialmente stressante in un'esperienza rassicurante ed educativa per il paziente. Un paziente ben informato è generalmente più rilassato e collaborativo, il che rende l'esame o il trattamento più agevole.

Capitolo 3

PROCEDURE SPECIFICHE E INTERVENTI

I diversi tipi di scintigrafia.

La scintigrafia è una tecnica di imaging medico che utilizza radiofarmaci per visualizzare e valutare la funzione di diversi organi o tessuti. Basata sulla rilevazione delle radiazioni emesse da queste sostanze una volta somministrate al paziente, offre una visione funzionale piuttosto che anatomica, a differenza di tecniche come la TAC o la risonanza magnetica. Vengono eseguiti diversi tipi di scintigrafia, a seconda dell'organo o della patologia da trattare.

1. Scansione ossea :
   Obiettivo: valutare l'attività ossea, in particolare nei casi di dolore inspiegabile, metastasi ossee o fratture non visibili alle radiografie.
   Radiofarmaco comunemente usato: tecnezio-99m.
2. Scintigrafia cardiaca:
   Obiettivo: esaminare il flusso sanguigno nel muscolo cardiaco e valutare le aree di infarto o ischemia.
   Radiofarmaco comunemente utilizzato: Tallio-201 o Tecnezio-99m.
3. Scansione della tiroide :
   Obiettivo: valutare la funzione e la morfologia della ghiandola tiroidea e rilevare noduli o infiammazioni.
   Radiofarmaco comunemente utilizzato: Iodio-123 o Tecnezio-99m.
4. Scintigrafia polmonare :
   Obiettivo: rilevare l'embolia polmonare e valutare la ventilazione e la perfusione polmonare.
   Radiofarmaco comunemente usato: tecnezio-99m.
5. Scintigrafia renale :
   Obiettivo: valutare la funzione e la struttura dei reni e rilevare ostruzioni o infiammazioni.
   Radiofarmaco comunemente usato: tecnezio-99m.

6. Scintigrafia epatobiliare :

   Obiettivo: studiare la funzione del fegato e dei dotti biliari e rilevare ostruzioni o infiammazioni.

   Radiofarmaco comunemente utilizzato: tecnezio-99m marcato con iminodiacetile.

7. Scintigrafia paratiroidea :

   Obiettivo: localizzare le ghiandole paratiroidi iperattive ne casi di iperparatiroidismo.

   Radiofarmaco comunemente utilizzato: tecnezio-99m o sestamibi.

8. Scintigrafia del tratto digestivo :

   Obiettivo: ricercare un'emorragia interna, studiare la motilità o identificare infiammazioni come il morbo di Crohn.

   Radiofarmaco comunemente usato: tecnezio-99m.

Ognuna di queste scansioni fornisce informazioni preziose sulla funzione e sulle condizioni dell'organo studiato, aiutando a diagnosticare, pianificare il trattamento e monitorare le patologie. Prima di eseguire una scansione, può essere necessaria una preparazione specifica ed è fondamentale informare e rassicurare il paziente sulla sicurezza e sullo svolgimento dell'esame.

Terapie con radionuclidi.

Le terapie con radionuclidi, note anche come terapie con radioisotopi, rappresentano un approccio unico al trattamento di varie patologie, soprattutto oncologiche. Invece di utilizzare solo radiazioni esterne per trattare una malattia (come nella radioterapia esterna), le terapie con radionuclidi utilizzano isotopi radioattivi somministrati al paziente per colpire specificamente determinate cellule o tessuti.

1. Principio di base :
   - Gli isotopi radioattivi vengono ingeriti, iniettati o impiantati direttamente nel corpo. Questi isotopi emettono radiazioni che possono distruggere le cellule malate, risparmiando in larga misura i tessuti sani circostanti.
2. Tipi di terapia con radionuclidi:
   Radioimmunoterapia :
   - Utilizza anticorpi marcati con radioisotopi per colpire in modo specifico le cellule tumorali.
   - Esempio: trattamento del linfoma non-Hodgkin con ibritumomab tiuxetan (Zevalin).
   Terapia con peptidi radiomarcati :
   - I peptidi, che si legano ai recettori delle cellule tumorali, vengono etichettati con isotopi radioattivi.
   - Esempio: trattamento dei tumori neuroendocrini con DOTATO marcato con Lutezio-177.
   Terapia con radionuclidi per la tiroide :
   - Utilizza lo iodio radioattivo (I-131) per trattare i disturbi della tiroide, sia il cancro che l'ipertiroidismo.

   Radioembolizzazione :
   - Le microsfere radiomarcate vengono introdotte nelle arterie che riforniscono un tumore, di solito nel fegato, per erogare radiazioni localmente e ostruire l'apporto di sangue al tumore.
   - Esempio: radioembolizzazione con ittrio-90 per i tumori del fegato.
   Radio-223 dicloruro :
   - Viene utilizzato per trattare le metastasi ossee del cancro alla prostata resistente alla castrazione.

3. Vantaggi :

  * **Targeting preciso:** i radionuclidi possono essere progettati per colpire in modo specifico le cellule malate, riducendo così gli effetti collaterali.
  * **Trattamento sistemico:** può trattare le metastasi in tutto il corpo, non solo un tumore localizzato.

4. Precauzioni ed effetti collaterali :

  * Come tutti i trattamenti medici, le terapie con radionuclidi comportano rischi ed effetti collaterali. Questi possono variare a seconda del tipo di terapia, della dose somministrata e dell'individuo.
  * Una stretta sorveglianza medica è essenziale prima, durante e dopo il trattamento, per ottimizzare i risultati e gestire gli effetti avversi.

5. Il futuro delle terapie con radionuclidi:

  * Con i progressi della ricerca nucleare, si stanno sviluppando nuovi radioisotopi e metodi di puntamento più precisi. Questo potrebbe potenzialmente aprire la strada a terapie più efficaci e meno tossiche per varie patologie.

Le terapie con radionuclidi offrono un'opzione di trattamento promettente, in particolare per i pazienti che non rispondono ai trattamenti tradizionali o che cercano alternative alla chirurgia invasiva.

Il ruolo dell'infermiere nella PET-CT.

La Tomografia a Emissione di Positroni-Tomografia Computerizzata (PET-CT) è un metodo di imaging medico altamente specializzato che combina i vantaggi della PET e della TAC per fornire immagini funzionali e anatomiche. Viene utilizzata principalmente per rilevare e valutare l'estensione di varie patologie, tra cui molti tumori.
Il ruolo dell'infermiere in questo settore è cruciale sotto diversi aspetti:

1. Preparazione del paziente :

   Colloquio preliminare: raccogliere le informazioni essenziali (anamnesi, allergie, farmaci assunti) e verificare l'idoneità della scansione PET-CT (ad esempio, assicurandosi che il paziente non sia in gravidanza).

   Preparazione fisica: si assicuri che il paziente sia ben idratato, dia istruzioni sul digiuno in anticipo e talvolta somministri sedativi o ansiolitici per i pazienti ansiosi.

2. Somministrazione del radiofarmaco:

   Iniezione del tracciante radiomarcato, spesso a base di fluoro-18 FDG (fluorodesossiglucosio), nel flusso sanguigno del paziente. L'infermiere deve garantire una somministrazione corretta e sicura, monitorando le possibili reazioni del paziente.

3. Monitoraggio del paziente:

   Dopo l'iniezione, il paziente deve spesso attendere un determinato periodo di tempo (di solito da 45 minuti a 1 ora) prima della scansione vera e propria. Durante questo periodo, l'infermiera controlla il benessere del paziente, si assicura che rimanga calmo e risponde a tutte le sue domande.

4. Assistenza durante l'esame:

   Sebbene la macchina sia generalmente gestita da un tecnologo di medicina nucleare, l'infermiere è spesso presente per assistere il paziente, in particolare aiutandolo a posizionarsi correttamente e rassicurandolo.

5. Cura post-esame :

   Fornire istruzioni post-procedura, come bere molta acqua per favorire l'eliminazione del radiofarmaco dall'organismo.

   Monitorare eventuali reazioni post-somministrazione al tracciante e adottare le misure appropriate, se necessario.

6. Comunicazione e istruzione :
  ◦ Informare i pazienti sulla procedura, rispondere alle loro domande e rassicurarli.
  ◦ Lavorare a stretto contatto con i radiologi e i tecnologi per garantire che l'esame si svolga senza intoppi.
7. Gestione del rischio :
  ◦ Conoscere e applicare rigorosamente i protocolli di sicurezza per ridurre al minimo l'esposizione alle radiazioni sia per i pazienti che per il personale.
8. Compiti amministrativi e logistici:
  ◦ Aiuta a gestire gli appuntamenti, a preparare le dosi di radiofarmaci e a tenere aggiornate le cartelle cliniche dei pazienti.

Il ruolo dell'infermiere PET/CT è multidimensionale e richiede una combinazione di competenze tecniche, cliniche e interpersonali. Al centro della procedura, l'infermiere funge da collegamento tra il paziente, la tecnologia e l'équipe medica, assicurando che l'esame si svolga in modo sicuro ed efficiente.

Collaborazione
con il team interdisciplinare.

Nella medicina nucleare, come in molti altri campi medici, la collaborazione interdisciplinare è essenziale per garantire che i pazienti ricevano la migliore assistenza possibile. Gli infermieri, spesso considerati il pilastro centrale di questa assistenza, lavorano in stretta collaborazione con diversi professionisti. Questa collaborazione interdisciplinare gioca un ruolo cruciale nel garantire la qualità dell'assistenza, la sicurezza del paziente e l'accuratezza diagnostica.

1. Radiologi e medici di medicina nucleare :
  ◦ Questi specialisti interpretano le immagini e i risultati dei test. La stretta collaborazione con l'infermiera

assicura che i dati clinici rilevanti siano presi in considerazione durante l'interpretazione.

2. Tecnologi di medicina nucleare :

   Gestiscono le macchine ed eseguono direttamente gli esami di imaging. Collaborano con gli infermieri per preparare il paziente, posizionarlo correttamente e ottenere immagini della migliore qualità possibile.

3. Farmacisti, in particolare radiofarmacisti:

   Preparano e forniscono i radiofarmaci necessari per gli esami. Una comunicazione regolare con gli infermieri è essenziale per garantire che vengano somministrate le dosi giuste al momento giusto.

4. Oncologi e altri medici specialisti:

   Questi medici indirizzano i loro pazienti per gli esami di medicina nucleare. L'infermiere spesso svolge il ruolo di coordinatore, assicurandosi che tutte le informazioni rilevanti siano condivise e che il paziente sia ben preparato per l'esame.

5. Fisici medici :

   Si assicurano che le apparecchiature funzionino correttamente e che venga mantenuta la sicurezza radiologica. L'infermiera lavora a stretto contatto con loro per garantire che i protocolli siano seguiti e che le dosi di radiazioni siano ridotte al minimo.

6. Assistenti sociali e psicologi :

   Alcuni pazienti, in particolare quelli con diagnosi gravi come il cancro, possono avere bisogno di un supporto psicologico o sociale. Gli infermieri possono identificare queste esigenze e facilitare il contatto con questi professionisti.

7. Altri infermieri e assistenti di cura:

   Spesso assistono direttamente il paziente e possono avere informazioni cliniche importanti che possono influenzare l'esecuzione o l'interpretazione dell'esame.

La natura collaborativa della medicina nucleare richiede che gli infermieri non solo siano competenti nella propria specialità, ma anche che abbiano eccellenti capacità di comunicazione e di lavoro di squadra. L'obiettivo finale di questa collaborazione interdisciplinare è garantire un'assistenza completa al paziente, dalla preparazione all'interpretazione e al follow-up post-esame.

Capitolo 4

SICUREZZA IN MEDICINA NUCLEARE

Protezione dalle radiazioni : sia per il paziente che per il professionista.

La medicina nucleare, per sua natura, comporta l'uso di sostanze radioattive. Questi materiali, sebbene siano utili per la diagnosi e il trattamento di varie condizioni mediche, richiedono precauzioni rigorose per proteggere sia i pazienti che i professionisti dagli effetti potenzialmente dannosi delle radiazioni.

Protezione del paziente :
1. Principio ALARA (As Low As Reasonably Achievable) :
    Giustificazione: assicurarsi che ogni procedura sia giustificata dal punto di vista medico.
    Ottimizzazione: utilizzare la dose minima necessaria per ottenere le informazioni diagnostiche richieste.
    Limitazione: garantire che la dose ricevuta da un individuo non superi i limiti raccomandati per il pubblico in generale.
2. Educazione e informazione :
    Spiegare chiaramente al paziente la procedura, compresi i benefici e i rischi.
    Consigliare al paziente le misure post-procedura, come l'importanza di bere molta acqua per aiutare a eliminare rapidamente i radiofarmaci.
3. Selezione accurata dei radiofarmaci:
    Utilizzare agenti che vengono eliminati rapidamente dall'organismo e che presentano un basso rischio di radiazioni residue.
Protezione dei professionisti :
1. DPI (Dispositivi di Protezione Individuale) :
    Utilizzi grembiuli di piombo, schermi protettivi, guanti e altri accessori per ridurre al minimo l'esposizione diretta.
2. Dosimetri :
    Indossare dosimetri per monitorare continuamente l'esposizione alle radiazioni.

3. Formazione regolare:
   Fornire una formazione continua in materia di sicurezza radiologica per tenersi al passo con le migliori pratiche e le ultime ricerche.
4. Utilizzo di strumenti specializzati:
   Utilizzi pinze e schermi per maneggiare le sorgenti radioattive ed eviti l'esposizione diretta.
5. Progettazione dell'installazione:
   Stanze appositamente progettate con pareti piombate per ridurre al minimo la dispersione delle radiazioni.
   Aree di stoccaggio appropriate per i rifiuti radioattivi.
6. Protocolli di lavoro :
   Stabilire routine di lavoro che riducano al minimo il tempo trascorso vicino alle sorgenti radioattive e che massimizzino la distanza tra il professionista e la sorgente.
7. Gestione dei rifiuti :
   Seguire procedure rigorose per la gestione, lo stoccaggio e lo smaltimento dei rifiuti radioattivi.

È fondamentale sottolineare che le procedure di medicina nucleare, se eseguite correttamente e seguendo i protocolli di sicurezza, sono sicure sia per i pazienti che per i professionisti. Tuttavia, la vigilanza, la formazione continua e la stretta osservanza delle linee guida sono essenziali per garantire questa sicurezza.

Gestione dei rifiuti radioattivi.

La gestione dei rifiuti radioattivi è una parte fondamentale della medicina nucleare. Questi rifiuti derivano dall'uso di radiofarmaci e altri materiali radioattivi utilizzati per scopi diagnostici e terapeutici. Una gestione appropriata di questi rifiuti è essenziale per proteggere i pazienti, gli operatori sanitari e l'ambiente dagli effetti potenzialmente dannosi delle radiazioni.

1. Classificazione dei rifiuti radioattivi :
I rifiuti sono generalmente classificati in base al loro livello di radioattività e alla loro durata di vita radioattiva:

- **Rifiuti a bassissimo livello:** oggetti che sono stati a contatto con materiali radioattivi ma che hanno una bassa radioattività.
- **Rifiuti di livello basso e intermedio:** ad esempio, siringhe, fiale e altri materiali utilizzati per la somministrazione di radiofarmaci.
- **Rifiuti ad alto livello:** meno comuni nella medicina nucleare, questi rifiuti provengono generalmente da industrie come le centrali nucleari.

2. Stoccaggio e contenimento :

- **Stoccaggio temporaneo:** i rifiuti vengono spesso stoccati in loco per un periodo di tempo che permette alla radioattività di diminuire. Per ridurre al minimo la dispersione delle radiazioni, si possono utilizzare contenitori al piombo.
- **Stoccaggio a lungo termine:** in strutture appositamente progettate per gestire la radioattività per lunghi periodi.

3. Trattamento dei rifiuti :

- **Compattazione:** ridurre il volume dei rifiuti compattandoli.
- **Incenerimento:** alcuni rifiuti possono essere inceneriti seguendo protocolli rigorosi per ridurre il volume ed eliminare i componenti organici.
- **Solidificazione:** incapsulare i rifiuti in un materiale solido, come il cemento, per stabilizzarli.

4. Smaltimento :

- **Smaltimento in superficie:** i rifiuti di basso livello vengono spesso seppelliti in siti specifici progettati per contenere la radioattività.
- **Smaltimento in profondità:** i rifiuti di livello superiore possono essere stoccati in profondità nel sottosuolo, in strutture geologiche.

5. Monitoraggio e controllo :
  - Tutte le aree di scarico e di stoccaggio devono essere monitorate regolarmente per rilevare eventuali perdite o altri problemi.
  - Le strutture di stoccaggio devono essere controllate regolarmente per garantirne l'integrità.
6. Formazione e istruzione :
  - È essenziale che tutto il personale coinvolto nella gestione, nel trattamento e nello smaltimento dei rifiuti radioattivi sia adeguatamente formato e mantenga aggiornate le proprie conoscenze.
7. Responsabilità normativa e legale:
  - In genere, ogni Paese dispone di normative rigorose sulla gestione dei rifiuti radioattivi. Le strutture sanitarie devono assicurarsi di rispettare tutti i requisiti legali e normativi.

Una gestione efficace dei rifiuti radioattivi in medicina nucleare richiede una pianificazione accurata, una formazione adeguata, un monitoraggio regolare e una responsabilità costante. Questo è essenziale per proteggere la salute pubblica e l'ambiente.

Situazioni di emergenza e la risposta agli incidenti.

Le situazioni di emergenza in medicina nucleare possono variare da incidenti minori, come una piccola fuoriuscita di materiale radioattivo, a eventi più gravi, come un'esposizione significativa alle radiazioni. In tutti i casi, la preparazione, la reazione rapida e la conoscenza dei protocolli sono essenziali per garantire la sicurezza.

1. Preparazione alle emergenze:
  - **Formazione:** tutti i professionisti che lavorano nella medicina nucleare devono essere formati per

49

rispondere alle situazioni di emergenza. Ciò include la conoscenza dei protocolli di emergenza, la manipolazione del materiale radioattivo e il primo soccorso di base.

Attrezzatura: Tenga a portata di mano gli strumenti necessari, come i kit per le fuoriuscite, i contatori Geiger, gli indumenti protettivi e gli antidoti specifici.

2. Scenari comuni:

Fuoriuscita di materiali radioattivi: In caso di fuoriuscita, isoli immediatamente l'area, indossi i DPI appropriati, pulisca la fuoriuscita con materiali assorbenti e metta i rifiuti in un contenitore sigillato.

Esposizione accidentale alle radiazioni: se un professionista o un paziente viene accidentalmente esposto a una dose elevata di radiazioni, è fondamentale valutare la dose ricevuta, consultare uno specialista in radioprotezione e, se necessario, somministrare un trattamento adeguato.

Incidenti durante la manipolazione delle attrezzature: Questo può includere un guasto all'apparecchiatura o un errore umano che porta a esposizioni inaspettate. In questi casi, è fondamentale fermare immediatamente l'apparecchiatura, evacuare l'area se necessario e segnalare l'incidente.

3. Comunicazione :

Informare immediatamente la direzione e i responsabili della sicurezza radiologica.

Se necessario, avvertire le autorità competenti in materia di salute e sicurezza.

Comunica in modo chiaro e calmo con tutte le persone coinvolte per garantire una risposta coordinata.

4. Valutazione post-incidente:

Una volta che la situazione è stata riportata sotto controllo, è fondamentale effettuare una valutazione completa per capire cosa è successo, i fattori che hanno contribuito e le misure da adottare per evitare incidenti futuri.

I registri devono essere aggiornati con dettagli precisi sull'incidente, le persone coinvolte, le azioni intraprese e le raccomandazioni per il futuro.

5. Revisione dei protocolli:

Gli incidenti, anche quelli minori, devono essere utilizzati come un'opportunità per imparare e migliorare i protocolli di sicurezza e di formazione.

6. Supporto psicologico :

Gli incidenti radiologici possono avere un impatto emotivo sulle vittime, siano esse pazienti o operatori sanitari. È fondamentale offrire un supporto psicologico a chi ne ha bisogno.

La chiave per gestire efficacemente le situazioni di emergenza in medicina nucleare è una preparazione accurata, una formazione regolare, una comunicazione efficace e una revisione continua dei protocolli e delle procedure per garantire la sicurezza di tutti.

Capitolo 5

ETICA
E
PROFESSIONALITÀ

Consenso informato
in medicina nucleare.

Il consenso informato è un pilastro fondamentale della pratica medica etica, che garantisce il diritto del paziente di essere informato e di prendere decisioni consapevoli sul proprio corpo e sulla propria salute. Nella medicina nucleare, date le implicazioni associate all'esposizione alle radiazioni e all'uso di sostanze radioattive, il consenso informato è di particolare importanza.

1. I principi del consenso informato:
   - **Autonomia:** ogni paziente ha il diritto di prendere decisioni sul proprio corpo.
   - **Beneficenza:** l'azione intrapresa deve essere nell'interesse del paziente.
   - **Non-maleficenza:** non causare danni al paziente.
   - **Giustizia:** i pazienti devono essere trattati in modo equo e paritario.
2. Informare il paziente:
   - **Natura dell'esame:** il paziente deve capire chiaramente in cosa consiste l'esame, come viene eseguito e perché è necessario.
   - **Rischi associati:** tutti i possibili rischi, per quanto minimi, devono essere comunicati chiaramente. Ciò include gli effetti collaterali dei radiofarmaci, i rischi associati all'esposizione alle radiazioni, ecc.
   - **Benefici:** devono essere spiegati i potenziali benefici della procedura, compreso il modo in cui può aiutare la diagnosi o il trattamento.
   - **Alternative:** se esistono altri metodi di diagnosi o di trattamento, devono essere presentati.
3. Il processo di consenso:
   - **Discussione aperta:** è fondamentale dare ai pazienti l'opportunità di fare domande e discutere le loro preoccupazioni.

Documentazione: una volta che il paziente ha dato il consenso, questo deve essere documentato. Un modulo di consenso scritto viene solitamente firmato dal paziente e dall'operatore sanitario.

Ritiro: è fondamentale informare i pazienti che hanno il diritto di ritirare il loro consenso in qualsiasi momento, senza alcun pregiudizio per le loro cure.

4. Consenso per popolazioni speciali :

Bambini: Nella maggior parte delle giurisdizioni, un genitore o un tutore deve dare il consenso per le procedure mediche eseguite sui minori.

Pazienti incapaci di dare il consenso: Per i pazienti con disabilità intellettiva, affetti da disturbi mentali o incapaci di comprendere le informazioni, il consenso deve essere ottenuto tramite un tutore legale o un rappresentante legale.

5. Le sfide della medicina nucleare :

Complessità delle procedure: le procedure di medicina nucleare possono essere tecniche e difficili da capire per le persone comuni. È quindi essenziale spiegare le cose in modo semplice e chiaro.

Rischi associati: L'idea delle radiazioni può causare ansia. Il professionista deve affrontare questo argomento con delicatezza, rassicurando il paziente e fornendo al contempo informazioni accurate.

Il consenso informato in medicina nucleare non consiste semplicemente nell'ottenere una firma su un modulo. Si tratta di un processo interattivo che richiede comunicazione, ascolto e rispetto.

Segreto professionale e la riservatezza.

Il segreto professionale e la riservatezza sono principi fondamentali della pratica medica. Garantiscono la protezione della privacy del paziente e rafforzano la fiducia tra i pazienti e gli operatori sanitari. In medicina nucleare, come in tutti i settori della medicina, questi principi sono essenziali per garantire un'assistenza etica e professionale.

1. Definizione e importanza :

   Segreto professionale: obbligo per gli operatori sanitari di non divulgare le informazioni affidate loro da un paziente.

   Riservatezza: proteggere le informazioni mediche, personali e di altro tipo del paziente dalla divulgazione non autorizzata.

2. Perché è essenziale?

   Fiducia: i pazienti sono più propensi a condividere informazioni rilevanti per la loro cura se sanno che rimarranno riservate.

   Dignità e rispetto: ogni paziente ha il diritto alla privacy.

   Standard etici e professionali: il rispetto del segreto professionale è un obbligo etico.

3. Implementazione nella medicina nucleare :

   Cartelle cliniche: devono essere conservate in modo sicuro, con accesso limitato solo ai professionisti autorizzati.

   Colloqui clinici: tutte le conversazioni che riguardano un paziente devono avvenire lontano da orecchie indiscrete.

   Uso della tecnologia: quando invia immagini o dati per via elettronica, è fondamentale utilizzare sistemi sicuri e crittografati.

4. Limiti del segreto professionale :

Sebbene sia essenziale, il segreto professionale non è assoluto. In alcune circostanze, può essere infranto, in particolare :

Consenso del paziente: se il paziente accetta di condividere le informazioni.

Obbligo legale: in alcuni casi, la legge può richiedere la divulgazione di informazioni, ad esempio nel caso di malattie soggette a notifica.

Rischio imminente: se il paziente rappresenta una minaccia per se stesso o per gli altri.

5. Dilemmi etici:
Ci possono essere momenti in cui gli operatori sanitari si trovano di fronte a dilemmi riguardanti la riservatezza, in particolare quando ritengono che sarebbe nell'interesse del paziente condividere le informazioni, ma che ciò sarebbe contrario al segreto professionale.

6. Formazione e consapevolezza:
È essenziale che tutti gli operatori sanitari, compresi quelli che lavorano nella medicina nucleare, ricevano una formazione adeguata sull'importanza del segreto professionale e sulle migliori pratiche per garantire la riservatezza.

Il segreto professionale e la riservatezza sono pilastri della pratica medica etica. Proteggono la privacy del paziente, rafforzano il rapporto paziente-professionista e garantiscono un'assistenza rispettosa e dignitosa.

Formazione continua :
Mantenersi aggiornati in un campo in continua evoluzione.

La medicina nucleare è un settore altamente specializzato, dinamico e in costante evoluzione, con regolari progressi tecnologici, nuove ricerche e cambiamenti nella pratica clinica. Per gli infermieri e gli altri operatori sanitari che lavorano in questo settore, la formazione continua è quindi non solo vantaggiosa, ma spesso essenziale per garantire la qualità dell'assistenza ai pazienti.

1. Perché la formazione continua è fondamentale?

Tecnologie in evoluzione: Con l'emergere di nuove apparecchiature e software, è essenziale tenersi aggiornati e ricevere una formazione sul loro uso ottimale.

Aggiornare le conoscenze: la ricerca medica avanza a ritmo sostenuto. Nuovi studi possono cambiare la nostra comprensione di una malattia o le migliori pratiche di trattamento.

Standard e normative: Le linee guida cliniche, le normative governative e le raccomandazioni delle associazioni professionali sono soggette a cambiamenti e richiedono un aggiornamento regolare.

Migliorare le competenze: la formazione continua aiuta a perfezionare e sviluppare le competenze, garantendo un'assistenza ottimale al paziente.

2. Formazione continua:

Workshop e seminari: questi incontri consentono ai professionisti di imparare direttamente da esperti riconosciuti del settore.

Conferenze e congressi: Questi eventi riuniscono numerosi esperti e offrono sessioni di formazione, dimostrazioni e presentazioni di ricerche recenti.

Formazione online: grazie alla tecnologia, molti programmi di formazione continua sono disponibili online, consentendo un apprendimento flessibile.

Stage e residenze: alcuni professionisti possono scegliere di trascorrere del tempo in un'altra struttura per acquisire competenze specifiche.

3. Importanza della certificazione:

Riconoscimento professionale: la certificazione può attestare le competenze di una persona in un'area specialistica della medicina nucleare.

- **Garanzia di qualità:** garantisce ai datori di lavoro, ai colleghi e ai pazienti che il professionista ha un certo livello di competenza.
- **Opportunità di carriera:** la certificazione può aprire le porte a posizioni più avanzate o specializzate.

4. Sfide e ostacoli:

- **Tempo:** trovare il tempo per seguire un corso in un'agenda piena di impegni può essere difficile.
- **Costi:** la formazione continua può essere costosa, anche se alcuni datori di lavoro possono offrire assistenza finanziaria o sovvenzioni.
- **Rilevanza:** non tutti i corsi sono uguali. È essenziale scegliere programmi che siano rilevanti e riconosciuti.

5. Responsabilità personale :

Sebbene i datori di lavoro e le associazioni professionali svolgano un ruolo nella promozione della formazione continua, in ultima analisi spetta ai singoli professionisti assumersi la responsabilità del proprio sviluppo e investire nella propria formazione continua.

Nel panorama in costante evoluzione della medicina nucleare, la formazione continua è uno strumento prezioso per garantire un'assistenza di alta qualità, rimanere competenti e svilupparsi professionalmente. Non solo migliora le competenze individuali, ma eleva anche la professione nel suo complesso.

Capitolo 6

TESTIMONIANZE
E
CASI CLINICI

Infermieri che si occupano di casi rari.

La medicina nucleare, con il suo approccio unico alla diagnosi e al trattamento, può talvolta portare gli infermieri a contatto con casi rari o atipici. Queste situazioni possono essere stimolanti, ma anche fonte di ansia, in quanto esulano dalla normale routine e richiedono un'attenzione particolare.

1. Riconoscere l'unicità di ogni caso:
Ogni paziente è unico e, sebbene la maggior parte dei casi segua uno schema familiare, ci saranno sempre delle eccezioni. Questi casi possono derivare da una malattia rara, da una risposta atipica al trattamento o da una presentazione clinica insolita.

2. L'importanza della formazione e dell'esperienza:
Sebbene una solida formazione di base sia essenziale, è l'esperienza che prepara al meglio gli infermieri ad affrontare gli imprevisti. Incontrando una varietà di casi e imparando da ogni situazione, gli infermieri accumulano un patrimonio di conoscenze che li aiuterà nelle situazioni future.

3. Supporto del team :
Quando ci si trova di fronte a un caso raro, è essenziale attingere all'esperienza collettiva del team medico. La collaborazione con radiofarmacisti, medici nucleari, tecnologi e altri infermieri può offrire nuove prospettive e soluzioni innovative.

4. Ricerca e risorse :
Gli infermieri possono dover consultare la letteratura medica, partecipare a forum specialistici o contattare esperti del settore per ottenere ulteriori informazioni su un caso raro.

5. Comunicazione con il paziente:
I pazienti stessi possono sentirsi ansiosi o incerti di fronte a una situazione rara. Gli infermieri svolgono un ruolo chiave nell'informare e rassicurare i pazienti e nel rispondere alle

loro domande. È importante fornire informazioni accurate, evitando il gergo medico.

6. Gestire l'incertezza :

Di fronte a un caso raro, gli infermieri possono sentirsi incerti. Questo è normale. È fondamentale riconoscere questi sentimenti, accettare che è impossibile sapere tutto e cercare attivamente delle soluzioni.

7. Documentazione :

Documentare meticolosamente l'assistenza fornita e le osservazioni e reazioni del paziente è fondamentale. Queste note possono essere un riferimento prezioso per il trattamento futuro del paziente e per altri casi simili.

8. Condividere le conoscenze:

Dopo aver gestito un caso raro, può essere utile condividere questa esperienza con i colleghi, in occasione di riunioni d'équipe o conferenze professionali. Questo può aiutare altri professionisti a prepararsi per situazioni simili.

9. Benessere personale :

I casi rari possono essere stressanti. Gli infermieri devono prendersi cura di se stessi, cercando supporto se necessario e praticando tecniche di rilassamento o di gestione dello stress.

Sebbene i casi rari in medicina nucleare possano presentare delle sfide, offrono anche un'opportunità di apprendimento e di crescita professionale. Ricordano agli infermieri l'importanza di rimanere curiosi, di impegnarsi continuamente per migliorare le proprie competenze e di apprezzare il sostegno dei colleghi e della comunità medica.

Gestire le emozioni :
gli alti e bassi del lavoro.

Il ruolo dell'infermiere in medicina nucleare, come in molti altri settori dell'assistenza sanitaria, è carico di emozioni.

Oltre alle loro responsabilità tecniche e cliniche, gli infermieri sono spesso i primi a interagire con i pazienti, sostenendoli nelle loro preoccupazioni e condividendo i loro momenti di sollievo o delusione. Questa vicinanza emotiva può avere un impatto profondo sul benessere degli infermieri. Affrontare questa realtà con sensibilità è essenziale per preservare la salute mentale ed emotiva del professionista, fornendo al contempo un'assistenza eccezionale al paziente.

1. Momenti gratificanti :

- **Diagnosi di successo:** quando un paziente riceve notizie rassicuranti dopo un esame, la soddisfazione che prova è immensa.
- **Costruire relazioni:** La fiducia e i legami creati con i pazienti e le loro famiglie sono ricompense intangibili della professione.
- **Contribuire alla scienza medica:** partecipare al progresso della medicina nucleare e migliorare i trattamenti è motivo di orgoglio.

2. Momenti difficili :

- **Cattive notizie:** comunicare a un paziente una malattia grave o un esito sfavorevole può essere straziante.
- **Situazioni complesse:** Alcuni casi possono essere complicati sia dal punto di vista medico che emotivo.
- **Stress costante:** Il ritmo frenetico, la necessità di affrontare le emergenze e il peso delle responsabilità possono essere estenuanti.

3. Strategie per gestire le emozioni :

- **Supervisione e supporto tra pari: i** colloqui regolari con i colleghi le permettono di condividere esperienze, ricevere consigli e sentirsi supportato.
- **Formazione sulla gestione dello stress:** questi corsi possono fornire strumenti pratici per affrontare le richieste emotive del lavoro.

Mindfulness e meditazione: queste pratiche la aiutano a rimanere centrato e a gestire le sue emozioni con serenità.

4. L'importanza della disconnessione :

Pause regolari: prendersi del tempo per rilassarsi, anche brevemente, la aiuta a ricaricare le batterie.

Vacanze: allontanarsi dal lavoro per riposare e divertirsi è essenziale per prevenire il burnout.

5. Riconoscere i segni del burnout:

Sintomi fisici: stanchezza cronica, mal di testa, disturbi del sonno.

Sintomi emotivi: irritabilità, tristezza, ansia o disinteresse per il lavoro.

Comportamenti: Isolamento, evitamento dei compiti o uso eccessivo di alcol o droghe.

6. Cercare aiuto:

Se un'infermiera sta vivendo un'angoscia persistente, è fondamentale consultare un professionista della salute mentale, come uno psicologo o un terapeuta.

Il lavoro dell'infermiere di medicina nucleare è innegabilmente impegnativo, sia dal punto di vista tecnico che emotivo. Tuttavia, con le giuste strategie e il supporto, è possibile attraversare gli alti e bassi con resilienza, compassione e professionalità. La chiave sta nel riconoscere le proprie emozioni, nel cercare supporto e nell'impegnarsi per il benessere personale.

L'importanza del lavoro di squadra in medicina nucleare.

La medicina nucleare, con la sua tecnologia avanzata e le sue applicazioni specifiche, richiede una stretta collaborazione tra diversi professionisti sanitari. Il lavoro di squadra non è solo essenziale per garantire la sicurezza e l'efficacia delle procedure, ma è anche fondamentale per ottimizzare l'assistenza al paziente. Vediamo perché il lavoro di squadra è così cruciale nella medicina nucleare e come influenza positivamente il percorso di cura.

1. La natura interdisciplinare della medicina nucleare :
La medicina nucleare si trova all'incrocio di diverse specialità, tra cui la radiologia, la radiofarmacia, la tecnologia medica e la medicina interna. Ogni professionista apporta competenze specifiche e il successo degli interventi dipende dalla loro capacità di lavorare in sinergia.

2. Sicurezza e precisione:
   Preparazione dei radiofarmaci: i radiofarmacisti preparano agenti specifici per ogni paziente. Una comunicazione chiara con i medici e gli infermieri è essenziale per garantire la giusta dose e il giusto farmaco.
   Interpretazione delle immagini: i medici nucleari e i radiologi collaborano per interpretare le immagini ottenute, garantendo diagnosi accurate.

3. Assistenza completa al paziente:
L'équipe medica si assicura che il paziente sia ben informato, preparato e monitorato durante tutto il processo, dal momento in cui viene fissato l'appuntamento al follow-up post-esame.

4. Reattività e adattabilità:
In caso di situazioni impreviste, come una reazione allergica o un malfunzionamento dell'apparecchiatura, il team deve collaborare strettamente per prendere decisioni rapide e garantire la sicurezza del paziente.

5. Formazione continua e training:
Il campo della medicina nucleare è in costante evoluzione. I professionisti condividono regolarmente le loro conoscenze

in occasione d corsi di formazione, conferenze e workshop, rafforzando la competenza collettiva.

6. Supporto emot vo :
I pazienti che visitano la medicina nucleare possono essere ansiosi o preoccupati. Il team lavora insieme per fornire supporto emotivo, rassicurare i pazienti e rispondere alle loro domande.

7. Revisione e miglioramento continui:
I team effettuano spesso revisioni di casi, audit e colloqui per valutare i processi in atto e identificare potenziali miglioramenti.

8. Incoraggiare la comunicazione aperta:
Un ambiente in cui ogni membro si senta libero di esprimere le proprie opinioni, fare domande o cercare aiuto è essenziale per garantire un'assistenza ottimale.

9. Costruire la fiducia:
La fiducia reciproca rafforza la coesione del team, consentendo a ciascun membro di affidarsi all'esperienza e al giudizio dei colleghi.

Il lavoro di squadra in medicina nucleare è una pietra miliare per garantire non solo la qualità delle cure, ma anche l'esperienza complessiva del paziente. Ogni professionista svolge un ruolo unico, ed è la loro collaborazione a garantire il regolare svolgimento delle procedure, la sicurezza del paziente e la qualità della diagnosi e del trattamento.

Capitolo 7

FONDAMENTI RADIOBIOLOGIA

Comprendere gli effetti biologici radiazioni.

Le radiazioni sono state sia benedette che maledette per i loro effetti sui tessuti biologici. Viene utilizzata per trattare il cancro e per diagnosticare varie malattie, ma un uso improprio o una sovraesposizione possono portare a effetti indesiderati. Per comprendere gli effetti biologici delle radiazioni, è essenziale approfondire il modo in cui le radiazioni interagiscono con le cellule e le molecole.

1. Interazione iniziale con la materia :
Le radiazioni ionizzanti, come i raggi X e le particelle alfa, beta e gamma, hanno la capacità di togliere gli elettroni dagli atomi quando attraversano la materia, creando ioni. Questi ioni possono disturbare le normali funzioni molecolari e causare danni.

2. Danni diretti e indiretti:

- **Danno diretto: Le** radiazioni possono interagire direttamente con le molecole, in particolare con il DNA, causando rotture di filamenti singoli o doppi.
- **Danno indiretto: Le** radiazioni possono ionizzare le molecole d'acqua, producendo radicali liberi. Questi radicali possono poi reagire con le molecole vicine, compreso il DNA, causando danni.

3. Effetti cellulari :

- **Riparazione: le** cellule dispongono di meccanismi di riparazione del DNA che possono correggere alcuni dei danni causati dalle radiazioni.
- **Apoptosi:** se il danno è troppo grave, la cellula può subire una morte programmata per evitare che l'errore genetico si diffonda.
- **Trasformazione maligna:** se una cellula danneggiata dalle radiazioni non muore e non si ripara correttamente, può diventare maligna, portando infine alla formazione di tumori.

4. Effetti somatici e genetici :

Effetti somatici: si tratta di effetti che si manifestano nella persona esposta alle radiazioni. Questo include effetti acuti come la malattia da radiazioni, ma anche effetti a lungo termine come lo sviluppo di un cancro.

Effetti genetici: questi effetti si osservano nella prole degli individui esposti. Risultano da danni alle cellule germinali (spermatozoi e cellule uovo).

5. Fattori che influenzano la sensibilità :

Tipo di radiazione: ad esempio, le particelle alfa sono più ionizzanti dei raggi gamma.

Dose: una dose elevata di radiazioni ricevuta in un breve periodo di tempo può essere più dannosa di una dose bassa distribuita su un lungo periodo.

Tipo di tessuto: alcuni tessuti, come quelli che si dividono rapidamente (ad esempio, il midollo osseo), sono più sensibili alle radiazioni.

6. Soglie e dosi :

È importante capire che non tutti gli effetti biologici delle radiazioni hanno una soglia definita. Alcuni effetti, come la cancerogenesi, possono verificarsi anche a dosi molto basse, sebbene il rischio sia proporzionalmente basso.

7. Protezione e prevenzione :

La conoscenza degli effetti biologici delle radiazioni ha portato allo sviluppo di linee guida rigorose per proteggere sia i pazienti che gli operatori sanitari dai potenziali pericoli.

Le radiazioni interagiscono con i tessuti biologici in modo complesso. Sebbene abbiamo beneficiato delle radiazioni in molti campi medici, una comprensione approfondita dei suoi effetti biologici è essenziale per minimizzare i rischi e massimizzare i benefici. Un uso giudizioso, combinato con una protezione adeguata, assicura che le radiazioni continuino a servire l'umanità in modo sicuro ed efficace.

Meccanismi di interazione
tra le radiazioni e il tessuto.

I meccanismi con cui le radiazioni interagiscono con i tessuti sono fondamentali per comprendere gli effetti biologici delle radiazioni. Queste interazioni sono al centro della radiobiologia, un campo che studia come le radiazioni influenzano gli organismi viventi. Ecco un'esplorazione dettagliata di questi meccanismi.

1. Interazione della radiazione con gli atomi :
Quando le radiazioni attraversano la materia, possono interagire con gli atomi, togliendo uno o più elettroni e producendo ioni. Per questo motivo si parla di radiazioni ionizzanti.

2. Produzione di radicali liberi:
- **Ionizzazione dell'acqua:** l'acqua costituisce circa il 70% del contenuto delle cellule. Quando è ionizzata, può produrre radicali idrossilici altamente reattivi.
- **Reazioni a catena:** questi radicali possono innescare reazioni a catena, danneggiando altre molecole nelle vicinanze.

3. Danno diretto al DNA :
Le radiazioni possono interagire direttamente con il DNA, causando rotture di filamenti singoli o doppi, o alterando le basi.

4. Danno indiretto al DNA :
I radicali liberi prodotti dalla ionizzazione possono reagire con il DNA, causando anche rotture o modifiche.

5. Tipi di interazione in funzione della radiazione :
- **Fotoni (raggi X e raggi gamma):** possono interagire per effetto fotoelettrico, scattering Compton o produzione di coppie. L'effetto fotoelettrico è

dominante alle basse energie, dove un fotone viene completamente assorbito da un atomo, rilasciando un elettrone. La diffusione Compton si verifica ad energie intermedie e comporta la deviazione di un fotone incidente con l'espulsione di un elettrone. La produzione di coppie si verifica ad energie molto elevate, dove un fotone può essere convertito in una coppia elettrone-positrone vicino al nucleo.

Particelle alfa: queste particelle pesanti e cariche hanno un'elevata capacità di ionizzazione, ma una bassa penetrazione. Possono causare gravi danni a breve distanza.

Particelle beta: sono elettroni o positroni emessi da un nucleo. Penetrano più in profondità delle particelle alfa, ma causano meno ionizzazioni per unità di distanza.

6. Effetti della dose e del tasso di dose :

Dose assorbita: si tratta dell'energia assorbita per unità di massa, misurata in gray (Gy).

Tasso di dose: si tratta della dose assorbita per unità di tempo. Le radiazioni con un alto tasso di dose possono causare più danni rispetto alla stessa dose somministrata per un periodo più lungo.

7. Sensibilità dei tessuti :
Non tutti i tessuti sono ugualmente sensibili alle radiazioni. I tessuti che si rinnovano rapidamente, come la pelle, il midollo osseo e il rivestimento intestinale, sono generalmente più sensibili.

8. Risarcimento dei danni :
Le cellule dispongono di meccanismi di riparazione del DNA danneggiato. Tuttavia, la riparazione può essere imperfetta, portando a mutazioni o alla morte cellulare.

La comprensione dei meccanismi di interazione tra radiazioni e tessuti è essenziale per valutare e gestire i rischi associati all'esposizione alle radiazioni, sia in ambito medico che industriale o ambientale.

Effetti stocastici rispetto agli effetti deterministici.

Gli effetti delle radiazioni ionizzanti sui tessuti biologici possono essere classificati in due categorie principali: effetti stocastici ed effetti deterministici. Distinguere tra questi due tipi di effetti è essenziale per valutare e gestire i rischi associati all'esposizione alle radiazioni.

Effetti stocastici :

- **Natura probabilistica: gli** effetti stocastici non hanno una soglia di dose al di sotto della quale il rischio è zero. Più alta è la dose, maggiore è il rischio di un effetto stocastico. Tuttavia, non c'è alcuna garanzia che un effetto si verifichi, indipendentemente dalla dose.
- **Indipendenza della gravità:** a differenza degli effetti deterministici, la gravità di un effetto stocastico non aumenta con la dose. Per esempio, se le radiazioni causano il cancro, la gravità del cancro non dipende dalla dose ricevuta.
- **Esempi: i** tumori indotti dalle radiazioni e le mutazioni genetiche sono esempi di effetti stocastici.

Effetti deterministici :

- **Soglia di dose:** a differenza degli effetti stocastici, gli effetti deterministici hanno generalmente una soglia di dose al di sotto della quale non si verificano. Una volta raggiunta o superata questa soglia, l'effetto appare con certezza.
- **Gravità dipendente dalla dose:** La gravità dell'effetto aumenta con la dose di radiazioni. Una dose bassa

74

può causare solo danni lievi, mentre una dose elevata può causare danni gravi o la morte.

Esempi: le ustioni da radiazioni, la cataratta indotta dalle radiazioni e la malattia acuta da radiazioni (sintomi che includono nausea, vomito, diarrea e perdita di capelli) sono esempi di effetti deterministici.

Alcuni punti chiave da ricordare:

Protezione radiologica: nella protezione radiologica, i principi della limitazione della dose sono stati stabiliti principalmente per ridurre il rischio di effetti stocastici. Per questo motivo, le dosi ammissibili per i lavoratori esposti e per la popolazione in generale sono fissate a livelli molto inferiori alle soglie per gli effetti deterministici.

Dose e risposta: per gli effetti stocastici, la relazione dose-risposta è generalmente considerata lineare senza soglia. Ciò significa che anche una piccola dose può teoricamente aumentare il rischio. Per gli effetti deterministici, una volta superata la soglia, il rischio aumenta rapidamente con l'aumentare della dose.

La distinzione tra effetti stocastici e deterministici è fondamentale per comprendere i rischi associati alle radiazioni e per stabilire standard di radioprotezione adeguati. Ogni tipo di effetto presenta problemi unici per la salute e la sicurezza, e una comprensione approfondita di entrambi è essenziale per una gestione efficace del rischio radiologico.

Capitolo 8

ASPETTI PSICOSOCIALI IN MEDICINA NUCLEARE

La percezione della radioattività e le paure associate.

La radioattività, pur essendo naturalmente presente nel nostro ambiente e utilizzata in vari campi come la medicina, la ricerca e la produzione di energia, è spesso avvolta da un'aura di mistero e paura. Questa percezione, costruita nel tempo, è il risultato di una combinazione di ignoranza, disavventure storiche e rappresentazioni spesso esagerate nei media e nella cultura popolare.

Prendiamoci un momento per approfondire la complessità di questa percezione. Sin dalla scoperta della radioattività alla fine del XIX secolo da parte di Henri Becquerel, seguita dal lavoro di Marie e Pierre Curie, l'umanità è stata affascinata da questo fenomeno invisibile che ha il potere di penetrare la materia, illuminare gli oggetti al buio e curare o addirittura causare malattie. Le prime applicazioni mediche e industriali della radioattività sono state accolte come miracoli della scienza moderna.

Tuttavia, con la potenza di questa scoperta sono arrivati i rischi, a volte sottovalutati o sconosciuti. I primi ricercatori e lavoratori che maneggiavano materiali radioattivi, ignari dei pericoli associati, spesso soffrivano di malattie gravi o mortali. L'immagine della radioattività è stata ulteriormente offuscata dai principali disastri nucleari del XX secolo, come Chernobyl e Fukushima, che hanno inciso nella mente del pubblico l'associazione tra radioattività e disastro.

I media, alla ricerca di storie accattivanti, hanno spesso ingigantito i pericoli della radioattività, a volte senza contesto o proporzione. Film e romanzi hanno raffigurato mostri mutanti e terre desolate, alimentando l'immaginazione collettiva di una forza invisibile e malevola. Questa narrazione ha rafforzato una paura profonda della radioattività, rendendola un argomento tabù che è poco compreso dal pubblico in generale.

Questa paura è accentuata dalla natura impalpabile della radioattività. Non rilevabile dai nostri sensi, incarna l'ignoto e, come disse lo scrittore H.P. Lovecraft, "L'emozione più antica e più forte dell'umanità è la paura, e la più antica e più forte delle paure è la paura dell'ignoto".

Tuttavia, nonostante questa paura, è essenziale comprendere la radioattività in tutta la sua complessità, riconoscendo i suoi pericoli e accettando al contempo i suoi numerosi benefici. In un mondo in cui la scienza svolge un ruolo sempre più importante, una comprensione equilibrata della radioattività, basata sui fatti e non sui miti, è fondamentale se vogliamo affrontare le sfide del nostro tempo con serenità e sfruttare appieno il potenziale di questa energia misteriosa e potente.

Sostenere il paziente : gestire l'ansia e le aspettative.

Nel mondo della medicina nucleare, come in altri campi medici, il supporto al paziente è fondamentale. La natura potenzialmente invasiva delle procedure, unita alla natura sconosciuta della radioattività, può generare sentimenti di ansia e preoccupazione nei pazienti. Di conseguenza, la capacità dell'infermiere di gestire questa ansia e di soddisfare le aspettative del paziente è essenziale per garantire un'esperienza ottimale e umana.

L'ansia per un esame medico, sia esso diagnostico o terapeutico, è una reazione normale. Il pensiero di affrontare l'ignoto, unito alla paura dei risultati, può essere fonte di profondo disagio. Se a questo si aggiunge la parola 'radioattività', spesso carica di immagini negative nell'immaginario collettivo, si ottiene una ricetta potenziale per un'esperienza stressante.

L'infermiere svolge un ruolo centrale nel rassicurare e preparare il paziente. Una comunicazione aperta e trasparente è fondamentale. Il semplice atto di spiegare come verrà eseguito l'esame, perché viene fatto e che cosa comporta, può dissipare molte paure. Gli esseri umani tendono a temere ciò che non capiscono, quindi facendo luce sul mistero, l'infermiere riduce l'ignoto che causa ansia.

Ma al di là della semplice comunicazione, è tutta una questione di empatia e di ascolto. Ogni paziente è unico, con le proprie preoccupazioni ed esigenze. Alcuni vogliono spiegazioni dettagliate, mentre altri preferiscono un approccio più rassicurante. Gli infermieri devono essere consapevoli di queste differenze e adattare il loro approccio di conseguenza.

Le aspettative del paziente sono altrettanto importanti. Alcuni sperano di ottenere risultati immediati, mentre altri possono avere preoccupazioni sugli effetti collaterali o sulle implicazioni a lungo termine dell'esame. Chiarire cosa il paziente può aspettarsi dall'esame e cosa non deve aspettarsi è fondamentale per evitare delusioni o preoccupazioni inutili.

Infine, non bisogna sottovalutare l'importanza di un ambiente caldo e accogliente. Dalla sala d'attesa alla sala visite, la creazione di un ambiente rilassante può fare una grande differenza nella percezione del paziente. Musica soft, arredamento rilassante o anche una semplice coperta calda possono trasformare una fredda esperienza clinica in un'esperienza molto più umana.

Il ruolo dell'infermiere in medicina nucleare, o in qualsiasi altro campo medico, va ben oltre quello puramente tecnico. Si tratta di un ruolo di accompagnamento, educazione e supporto. Mettendo il paziente al centro del processo, ascoltando e rispondendo alle sue esigenze e preoccupazioni, gli infermieri contribuiscono non solo a una migliore esperienza del paziente, ma anche a migliori risultati clinici. Un'assistenza completa, in cui il paziente si sente ascoltato, compreso e sostenuto, è la chiave per una medicina veramente incentrata sulle persone.

Lavorare con gli psicologi o assistenti sociali.

La medicina nucleare, come altre specialità mediche, non opera in silos. Fa parte di un ecosistema medico in cui diversi professionisti lavorano insieme per fornire un'assistenza olistica al paziente. Tra questi professionisti, gli psicologi e gli assistenti sociali svolgono un ruolo cruciale. La loro collaborazione con gli infermieri di medicina nucleare è essenziale per affrontare gli aspetti emotivi, psicosociali e talvolta economici associati alle cure.

Di fronte a una malattia, a esami invasivi o a una terapia, i pazienti possono provare un'intera gamma di emozioni: ansia, depressione, paura, incertezza, rabbia e persino rifiuto. Sebbene gli infermieri siano formati per gestire alcune di queste emozioni, a volte è necessario ricorrere a un professionista specializzato per un'assistenza più approfondita. È qui che entra in gioco lo psicologo. Offre un luogo di ascolto e di dialogo, consentendo ai pazienti di esprimere le loro emozioni, di comprenderle e di imparare a gestirle.

Gli assistenti sociali, da parte loro, intervengono per sostenere il paziente nel suo complesso, soprattutto in termini di supporto sociale. Possono aiutare i pazienti a navigare nel labirinto amministrativo del sistema sanitario, a trovare soluzioni ai problemi finanziari o a mobilitare risorse per l'assistenza a domicilio. Inoltre, in caso di malattia grave, gli assistenti sociali possono fornire sostegno alla famiglia del paziente, suggerire soluzioni di alloggio o di trasporto adeguate, o indirizzarlo verso associazioni o gruppi di sostegno.

La collaborazione tra infermiere, psicologo e assistente sociale è quindi essenziale per fornire un'assistenza completa. Questa collaborazione comporta una comunicazione regolare tra questi professionisti. Condividono le informazioni rilevanti (nel rispetto della riservatezza professionale), si rivolgono l'un l'altro ai pazienti in base alle esigenze identificate ed elaborano piani di assistenza coordinati.

Gli infermieri di medicina nucleare devono quindi essere in grado di riconoscere i segnali di disagio psicologico o di difficoltà sociali nei loro pazienti e sapere quando e come indirizzarli al professionista giusto. Devono anche essere pronti a ricevere informazioni e consigli da psicologi e assistenti sociali, in modo da poter sostenere meglio i loro pazienti.

Il trattamento in medicina nucleare, come in altri campi medici, è un lavoro di squadra. Ogni professionista apporta il proprio contributo, ed è questa collaborazione interdisciplinare che ci permette di offrire ai pazienti un'assistenza completa che rispetta le loro esigenze mediche, psicologiche e sociali.

Capitolo 9

LAVORARE INSIEME CON ALTRI SERVIZI MEDICI

Collegamento con l'oncologia :
una partnership chiave.

La medicina nucleare e l'oncologia sono due discipline mediche strettamente correlate e la loro interazione è essenziale per una cura ottimale dei pazienti oncologici. Infatti, la loro collaborazione è spesso sinonimo di diagnosi accurata, trattamento personalizzato e follow-up rigoroso, offrendo ai pazienti le migliori possibilità di guarigione o di gestione della loro malattia.

La medicina nucleare fornisce all'oncologia una serie di strumenti diagnostici e terapeutici preziosi. Ad esempio, la tomografia ad emissione di positroni (PET) viene regolarmente utilizzata per individuare, localizzare e valutare la progressione dei tumori. Questo tipo di imaging non solo mostra la posizione e le dimensioni del tumore, ma anche la sua attività metabolica, fornendo una visione dinamica della malattia.

La medicina nucleare offre anche terapie con radionuclidi, utilizzando isotopi radioattivi per colpire e distruggere cellule tumorali specifiche. Questo approccio terapeutico è talvolta un'alternativa o un complemento ai trattamenti più convenzionali, come la chirurgia, la chemioterapia o la radioterapia.

Tuttavia, la collaborazione tra medicina nucleare e oncologia non si limita solo all'aspetto tecnico. Si tratta soprattutto di una sinergia umana, in cui oncologi e specialisti di medicina nucleare discutono regolarmente i casi dei pazienti. Discutono i risultati della diagnostica per immagini, valutano insieme le opzioni di trattamento e coordinano i loro interventi per garantire un'assistenza fluida e coerente.

L'interazione tra queste due specialità è essenziale anche per il follow-up del paziente. Mentre l'oncologo monitora il decorso clinico e gli eventuali effetti collaterali del trattamento, lo specialista in medicina nucleare può fornire preziose informazioni sul decorso della malattia a livello molecolare o cellulare. Insieme, lavorano per adattare i trattamenti attuali, se necessario, e anticipare le fasi successive.

Inoltre, questa collaborazione è arricchente dal punto di vista accademico e della ricerca. Lavorando fianco a fianco, le due discipline possono spingere le frontiere della conoscenza, sviluppare nuovi metodi diagnostici e terapeutici e migliorare continuamente la cura dei pazienti oncologici.

Il legame tra medicina nucleare e oncologia è molto più di una semplice collaborazione tecnica. Si tratta di una partnership fondamentale, basata sulla fiducia, sulla comunicazione e sulla condivisione delle competenze, che mira ad offrire ai pazienti un'assistenza completa, integrata e soprattutto umana. Nella lotta contro il cancro, questa sinergia multidisciplinare è una risorsa importante, che mette la tecnologia e le persone al servizio della guarigione.

Lavorare in tandem con la radiologia.

La medicina nucleare e la radiologia, sebbene siano due discipline distinte, spesso lavorano in tandem per fornire un quadro completo e accurato della salute del paziente. La loro alleanza è fondamentale per massimizzare i benefici diagnostici e terapeutici per i pazienti.

Nel suo nucleo, la radiologia utilizza le radiazioni (come i raggi X) per creare immagini dettagliate delle strutture anatomiche del corpo. Modalità come la radiografia, la tomografia computerizzata (TC) e la risonanza magnetica (RM) forniscono immagini precise di ossa, organi e altre strutture corporee.

D'altra parte, la medicina nucleare utilizza piccole quantità di materiale radioattivo per diagnosticare, valutare e trattare le malattie. Fornisce immagini funzionali, mostrando il funzionamento degli organi, piuttosto che il loro aspetto.

Quando queste due discipline vengono combinate, come nel caso della PET-CT, permettono di fondere l'anatomia precisa con la funzione, offrendo una prospettiva completa della salute e della malattia. La TAC fornisce l'immagine anatomica dettagliata, mentre la PET rivela l'attività metabolica, consentendo di localizzare con precisione le aree di anomalia metabolica nel contesto anatomico.

Lavorare in tandem con la radiologia offre una serie di vantaggi:

Maggiore accuratezza diagnostica: la combinazione dei punti di forza delle due modalità può aiutare a rilevare, localizzare e caratterizzare le malattie con maggiore precisione.

Trattamento mirato: la medicina nucleare può utilizzare le informazioni anatomiche fornite dalla radiologia per indirizzare con precisione i trattamenti con radionuclidi.

Monitoraggio ottimizzato: la possibilità di monitorare sia l'anatomia che la funzione può aiutare i medici a valutare l'efficacia dei trattamenti e ad adeguare gli approcci terapeutici, se necessario.

Ricerca e sviluppo: insieme, queste discipline possono realizzare studi avanzati, sviluppando nuove tecniche di imaging o terapeutiche.

La collaborazione non riguarda solo le macchine e le tecnologie. Si estende anche ai team medici. I radiologi e gli specialisti di medicina nucleare tengono regolarmente riunioni congiunte, condividendo le loro competenze per discutere casi complessi, scambiare prospettive e garantire un'assistenza ottimale al paziente.

La medicina nucleare e la radiologia che lavorano in tandem illustrano l'importanza della collaborazione interdisciplinare in medicina. Ognuna di esse apporta i propri punti di forza e la loro alleanza contribuisce a ottimizzare l'assistenza al paziente, offrendo diagnosi accurate, trattamenti efficaci e, in definitiva, un'assistenza medica di altissima qualità.

Rapporti con il reparto di chirurgia e altre specialità.

Il reparto di medicina nucleare svolge un ruolo interdisciplinare all'interno dell'ospedale, interagendo con una moltitudine di specialità mediche. Tra queste interazioni, i rapporti con il reparto di chirurgia sono particolarmente cruciali, ma anche altre specialità fanno molto affidamento sulle competenze della medicina nucleare per ottimizzare l'assistenza ai pazienti.

Reparto di chirurgia:
- **Localizzazione preoperatoria**: prima di alcuni interventi chirurgici, è fondamentale individuare le aree di interesse, siano esse tumori, linfonodi sentinella o altre strutture. La medicina nucleare, utilizzando scansioni mirate, può guidare il chirurgo verso queste aree.
- **Valutazione post-operatoria**: dopo l'intervento chirurgico, la medicina nucleare può aiutare a valutare

il successo dell'operazione, rilevare eventuali complicazioni o monitorare la recidiva della malattia.

Altre specialità :

Cardiologia: le scansioni cardiache sono comunemente utilizzate per valutare la funzione cardiaca e rilevare le aree di ischemia o infarto.

Endocrinologia: le scansioni della tiroide possono aiutare a individuare i noduli, a valutare la loro funzione e a guidare i trattamenti come la radioterapia con lo iodio.

Nefrologia: la medicina nucleare viene utilizzata per valutare la funzione renale e rilevare ostruzioni o reflussi.

Neurologia: le scansioni cerebrali PET, ad esempio, possono essere utilizzate per valutare i pazienti affetti da malattie neurodegenerative come il morbo di Alzheimer.

Respirologia: le scansioni di ventilazione e di perfusione possono aiutare a rilevare l'embolia polmonare o a valutare la funzione polmonare.

Reumatologia: la medicina nucleare può aiutare a visualizzare le infiammazioni nelle articolazioni o in altri tessuti.

Comunicazione e collaborazione :

Il successo di queste interazioni si basa molto su una comunicazione efficace. I team di medicina nucleare devono parlare regolarmente con i chirurghi e altri specialisti per capire le loro esigenze specifiche, interpretare i risultati in un contesto clinico e collaborare al processo decisionale terapeutico.

Inoltre, spesso vengono organizzati incontri multidisciplinari, che riuniscono chirurghi, oncologi, radiologi, specialisti di medicina nucleare e altri professionisti sanitari, per discutere casi complessi. Queste sessioni consentono un ricco scambio di competenze, assicurando che ogni paziente benefici di un'assistenza completa e coerente.

La medicina nucleare non opera in silos. Il suo valore risiede nella capacità di lavorare a stretto contatto con altre specialità, offrendo intuizioni uniche che, combinate con altre conoscenze mediche, garantiscono la migliore assistenza possibile per ogni paziente.

Capitolo 10

QUESTIONI E SFIDE CONTEMPORANEE

Questioni ambientali
legati alla radioattività.

Il campo della medicina nucleare, pur portando progressi significativi nella diagnosi e nel trattamento, non è privo di preoccupazioni ambientali legate alla radioattività. La gestione degli isotopi radioattivi e il loro potenziale impatto sull'ambiente richiedono una comprensione approfondita e protocolli rigorosi per garantire la sicurezza delle persone e dell'ambiente.

1. Gestione dei rifiuti radioattivi :
Gli ospedali e le cliniche che praticano la medicina nucleare generano rifiuti radioattivi, sotto forma di siringhe usate, fiale vuote o altre apparecchiature mediche. Questi rifiuti devono essere conservati in modo sicuro per un determinato periodo di tempo, fino a quando la loro radioattività non raggiunge un livello sufficientemente basso da consentire uno smaltimento sicuro. Ciò richiede strutture specifiche, contenitori adeguati e un monitoraggio regolare.

2. Acqua di scarico e smaltimento :
Dopo alcuni esami o trattamenti, i pazienti espellono sostanze radioattive. Sebbene queste sostanze abbiano generalmente un'emivita breve, è fondamentale garantire che i sistemi di smaltimento e trattamento delle acque reflue siano in grado di gestire questi elementi senza danneggiare l'ambiente.

3. Emissioni atmosferiche :
Alcune procedure o apparecchiature di medicina nucleare possono generare emissioni gassose radioattive di basso livello. Sebbene queste emissioni siano generalmente minime e regolamentate, è fondamentale monitorarle e controllarle per evitare qualsiasi impatto sull'ambiente.

4. Trasporto e logistica :
I radiofarmaci e altri materiali radioattivi utilizzati in medicina nucleare devono spesso essere trasportati su lunghe distanze. Ciò richiede veicoli appositamente progettati e protocolli rigorosi per evitare incidenti durante il trasporto.

5. Risorse naturali :
L'estrazione e la produzione di alcuni isotopi possono avere un impatto sull'ambiente, sia attraverso l'estrazione mineraria che attraverso l'uso di reattori nucleari per produrre isotopi specifici. È quindi essenziale garantire che questi processi siano il più possibile responsabili dal punto di vista ambientale.

6. Sensibilizzazione e formazione :
Educare gli operatori sanitari e il pubblico in generale sulle questioni ambientali legate alla radioattività è fondamentale. Una migliore comprensione dei rischi e dei protocolli di sicurezza può ridurre significativamente l'impatto ambientale.

7. Ricerca e sviluppo :
La ricerca costante di nuove tecniche, di materiali meno radioattivi e di approcci più ecologici può contribuire a ridurre l'impronta ecologica della medicina nucleare.

Sebbene la medicina nucleare offra notevoli vantaggi in termini di assistenza ai pazienti, impone anche una significativa responsabilità ambientale. Rispettando standard rigorosi, investendo nella ricerca e sensibilizzando continuamente i professionisti e il pubblico, è possibile ridurre al minimo l'impatto ambientale, beneficiando al contempo dei progressi di questa specialità medica.

Gestione delle crisi: carenza di isotopi, eventi mondiali.

La medicina nucleare, pur essendo di importanza cruciale per il rilevamento e il trattamento di molte malattie, è anche soggetta a una serie di sfide uniche, soprattutto in termini di gestione delle crisi. Le carenze di isotopi e gli eventi globali possono avere un impatto significativo sulla disponibilità e sulla distribuzione dei materiali necessari. Vediamo come vengono gestite queste situazioni.

Carenza di isotopi :

- **Anticipazione e previsione**: grazie al monitoraggio costante delle scorte e alla collaborazione con i fornitori, le istituzioni possono anticipare le potenziali carenze e pianificare di conseguenza.
- **Ottimizzazione dell'uso**: in caso di carenza, l'uso degli isotopi può essere ottimizzato, dando priorità ai casi più urgenti o modificando i dosaggi quando è sicuro dal punto di vista medico.
- **Cercare alternative**: è fondamentale cercare alternative agli isotopi che scarseggiano. A volte, si possono utilizzare temporaneamente altri tipi di esami o trattamenti, anche se meno ottimali.
- **Collaborazione internazionale**: la collaborazione con altri Paesi può rendere possibile l'ottenimento di isotopi in tempi di carenza, in particolare se ci sono problemi presso gli impianti di produzione principali.

Eventi mondiali :

- **Disastri naturali**: eventi come terremoti, inondazioni o uragani possono interrompere la produzione o la distribuzione degli isotopi. I piani di emergenza e di continuità aziendale devono essere predisposti per affrontare queste situazioni.
- **Eventi o conflitti politici**: le tensioni geopolitiche possono influire sulla disponibilità degli isotopi, soprattutto se provengono da regioni instabili. La

diversificazione delle fonti di approvvigionamento è essenziale per ridurre questo rischio.

Crisi sanitarie globali: situazioni come la pandemia COVID-19 possono interrompere la catena di approvvigionamento e ridurre la disponibilità di risorse. È necessario adattare le procedure per garantire la sicurezza dei pazienti e del personale, assicurando al contempo la continuità delle cure.

Strategie di gestione :

Pianificazione: disporre di piani di emergenza per gestire vari scenari di crisi.

Formazione del personale: si assicuri che il personale sia adeguatamente formato per rispondere a situazioni impreviste.

Comunicazione: mantenere una comunicazione trasparente con il personale, i pazienti e il pubblico è fondamentale. Informare i pazienti di eventuali cambiamenti nell'assistenza o nel trattamento a seguito della crisi.

Collaborazione: lavorare a stretto contatto con altre istituzioni, governi e organismi internazionali può aiutare a condividere risorse e conoscenze.

Sebbene la medicina nucleare debba affrontare sfide uniche nella gestione delle crisi, una pianificazione, una formazione e una comunicazione efficaci possono aiutare a mitigare l'impatto di queste situazioni sull'assistenza ai pazienti.

Il futuro della medicina nucleare: sfide tecnologiche ed etiche.

La medicina nucleare, in quanto campo medico in costante evoluzione, si trova all'intersezione tra tecnologia all'avanguardia e importanti questioni etiche. Guardando al futuro, è chiaro che il panorama della medicina nucleare sarà plasmato dalle innovazioni tecnologiche e dai dibattiti etici che le accompagnano. Analizziamo queste sfide in modo più dettagliato.

Sfide tecnologiche :

Innovazioni nell'imaging: le nuove tecniche e tecnologie di imaging emergono costantemente, promettendo una maggiore risoluzione, una maggiore precisione e minori rischi per i pazienti. L'integrazione di queste innovazioni nella pratica clinica richiederà una formazione approfondita e un investimento finanziario.

Terapie personalizzate: La tendenza è verso la medicina personalizzata, in cui i trattamenti sono adattati alla genetica e alla biologia specifica del paziente. La medicina nucleare dovrà sviluppare radiofarmaci mirati a specifiche anomalie molecolari.

Robotica e automazione: con l'avvento della robotica, molti processi, dalla preparazione dei radiofarmaci ad alcuni aspetti delle procedure, potrebbero essere automatizzati, aumentando l'efficienza ma anche sollevando questioni sul ruolo umano nel processo.

Sfide etiche :

Accesso alle cure: con il progredire della tecnologia, aumenta anche il suo costo. Come possiamo garantire che tutti i pazienti, indipendentemente dalla loro situazione economica, abbiano accesso ai trattamenti e alle tecnologie di medicina nucleare più recenti?

Consenso informato: con i trattamenti sempre più complessi, garantire che i pazienti capiscano davvero a cosa stanno acconsentendo sta diventando una sfida. Il personale medico deve essere formato per comunicare in modo chiaro ed efficace.

Privacy e dati: Le nuove tecnologie di imaging possono raccogliere una quantità di dati del paziente senza precedenti. Come vengono archiviati, condivisi e protetti questi dati?

Ricerca clinica: le nuove terapie devono essere testate, ma come possiamo garantire che questi studi siano condotti in modo etico, rispettando i diritti e la sicurezza dei partecipanti?

Sommario :

Di fronte a queste sfide, la medicina nucleare dovrà dimostrare adattabilità e lungimiranza. La formazione continua e l'adattabilità degli operatori sanitari saranno essenziali per integrare le nuove tecnologie mantenendo la sicurezza e il benessere del paziente al centro della pratica. Allo stesso tempo, è necessario un dialogo etico aperto per guidare il campo attraverso acque inesplorate, assicurando che i progressi tecnologici siano sempre utilizzati nel migliore interesse dei pazienti e della società nel suo complesso.

Capitolo 11

L'AMBIENTE DI LAVORO IN MEDICINA NUCLEARE

Caratteristiche specifiche dello sviluppo locali.

Il layout delle strutture di medicina nucleare presenta una serie di caratteristiche specifiche che sono essenziali per garantire una sicurezza ottimale e un funzionamento efficiente. Dalla progettazione all'uso quotidiano, ogni dettaglio conta per offrire ai pazienti un ambiente sicuro e confortevole, garantendo al contempo la protezione dei professionisti. Approfondiamo le sottigliezze di questi spazi unici.

1. Zone dedicate alla radioattività :
   - **Sale per esami e trattamenti**: queste aree richiedono pareti in piombo o cemento armato per limitare la diffusione delle radiazioni. La progettazione di queste aree deve anche consentire un flusso regolare dei pazienti e ridurre al minimo il tempo di esposizione dei pazienti e del personale.
   - **Laboratori radiofarmaceutici**: queste aree sono progettate per la preparazione, la conservazione e la manipolazione di radiofarmaci. Richiedono cappe ventilate e schermature per proteggere dalle radiazioni.

2. Conservazione sicura:
Devono essere riservate aree specifiche per lo stoccaggio di isotopi radioattivi, rifiuti radioattivi e apparecchiature sensibili. Queste aree devono essere sicure, con accesso limitato e costruite con materiali che contengono radiazioni.

3. Aree di attesa :
I pazienti che hanno ricevuto radiofarmaci possono dover attendere che i farmaci si distribuiscano nel corpo prima di sottoporsi agli esami. Queste aree di attesa devono essere lontane dalle aree non radioattive e ventilate.

4. Disposizioni per l'efficienza:
Il flusso di lavoro è fondamentale. Il percorso del paziente, dall'accoglienza, la preparazione e l'esame fino alla dimissione, deve essere progettato in modo logico per ridurre al minimo gli spostamenti e l'esposizione.

5. Misure di emergenza :
Devono essere previste docce di emergenza e aree di evacuazione in caso di fuoriuscita radioattiva o altro incidente. I rilevatori di radiazioni devono essere installati in posizioni strategiche.

6. Comfort del paziente:
L'ambiente deve essere rassicurante per il paziente. L'arredamento rilassante, l'illuminazione soffusa e le aree private per cambiarsi o discutere dei trattamenti possono migliorare notevolmente l'esperienza del paziente.

7. Aree del personale :
Per il personale devono essere previsti guardaroba, uffici e bagni. Il progetto deve includere anche spazi per la formazione continua, le riunioni e altre esigenze amministrative.

8. Tecnologia e connettività :
Con la rapida evoluzione delle tecnologie mediche, gli spazi devono essere progettati per accogliere le nuove apparecchiature. Inoltre, è fondamentale una buona connettività per i sistemi informativi, come le cartelle cliniche elettroniche.

La progettazione di locali per la medicina nucleare è un sottile equilibrio tra sicurezza, efficienza, comfort e tecnologia. Ogni dettaglio è importante e la collaborazione tra architetti, ingegneri e operatori sanitari è essenziale per creare uno spazio che soddisfi le esigenze uniche di questa disciplina medica.

La tecnologia al servizio della sicurezza.

La medicina nucleare, in sostanza, si occupa di sostanze radioattive per la diagnosi e il trattamento di varie malattie. Sebbene questa tecnologia apporti innegabili benefici alla salute, presenta anche delle sfide in termini di sicurezza. È qui che entra in gioco la tecnologia moderna, che offre soluzioni innovative per massimizzare la protezione dei pazienti, del personale medico e dell'ambiente.

1. Rivelatori di radiazioni :
I moderni e sofisticati rilevatori di radiazioni monitorano i livelli di esposizione in tempo reale. Che siano portatili o fissi, questi dispositivi sono essenziali per garantire che i livelli rimangano entro limiti accettabili. I rilevatori portatili, ad esempio, possono essere indossati dal personale per monitorare la propria esposizione individuale.

2. Schermatura avanzata :
I progressi nei materiali di schermatura hanno permesso di creare barriere più efficaci contro le radiazioni, ma allo stesso tempo più leggere e flessibili. Ad esempio, i grembiuli di piombo utilizzati dal personale medico si sono evoluti per offrire una migliore protezione e allo stesso tempo essere più comodi da indossare.

3. Imaging digitale :
I progressi nell'imaging digitale hanno permesso di ridurre la quantità di radioisotopi necessari per ottenere un'immagine chiara, riducendo così l'esposizione dei pazienti alle radiazioni.

4. Robotica :
L'utilizzo di robot per la manipolazione di materiali radioattivi elimina la necessità che l'uomo li manipoli direttamente. Questo riduce notevolmente il rischio di esposizione per il personale e i tecnici di laboratorio.

5. Software specializzato:
Un software dedicato aiuta a tracciare la traiettoria dei radioisotopi nell'organismo, consentendo ai medici di pianificare meglio i trattamenti e di garantire che le dosi somministrate siano ottimali per il paziente, riducendo al minimo gli effetti collaterali.

6. Formazione virtuale :
I simulatori e la realtà virtuale offrono al personale medico l'opportunità di allenarsi a maneggiare sostanze radioattive in un ambiente sicuro, senza alcun rischio reale.

7. Sistemi di ventilazione avanzati:
Nelle aree in cui vengono manipolate sostanze radioattive, sistemi di ventilazione specifici impediscono la diffusione di particelle radioattive, garantendo un'aria pulita e sicura.

8. Gestione dei rifiuti :
La tecnologia moderna offre soluzioni per il trattamento, lo stoccaggio e lo smaltimento dei rifiuti radioattivi, assicurando che siano contenuti in modo sicuro ed efficace.

9. Monitoraggio remoto:
Con l'ascesa delle tecnologie IoT (Internet of Things), è ora possibile monitorare in remoto le apparecchiature, le stanze e persino i pazienti, per garantire che tutto funzioni in modo corretto e sicuro.

Con la continua evoluzione della medicina nucleare, la tecnologia svolge un ruolo essenziale nel garantire che questa evoluzione avvenga in modo sicuro. L'armonizzazione della tecnologia e dei protocolli di sicurezza assicura che i benefici della medicina nucleare siano realizzati senza compromettere la sicurezza dei pazienti, del personale medico e della comunità.

Lavoro di squadra :
interazioni tra medici, tecnici, infermieri e altri professionisti.

In medicina nucleare, come in molti campi medici, il lavoro di squadra è fondamentale per garantire un'assistenza ottimale al paziente. Ogni membro del team svolge un ruolo specifico e complementare, e il successo degli interventi dipende spesso dalla capacità dei diversi professionisti di collaborare in modo efficace.

1. Il medico di medicina nucleare :
Come primo punto di contatto con il paziente, il medico specializzato in medicina nucleare effettua la diagnosi, decide il trattamento appropriato e supervisiona l'intero processo. Valuta le immagini, interpreta i risultati e si relaziona con gli altri medici specialisti per garantire che il paziente riceva un'assistenza completa.

2. Il tecnico di medicina nucleare :
I tecnici sono responsabili della somministrazione di radiofarmaci ai pazienti, dell'esecuzione di scansioni e del funzionamento di apparecchiature sofisticate. Lavorano a stretto contatto con il medico per garantire la qualità delle immagini ottenute e assicurare che l'esame si svolga senza intoppi.

3. L'infermiere di medicina nucleare:
L'infermiere è spesso il primo punto di contatto con il paziente. Prepara il paziente per l'esame, somministra i farmaci necessari, monitora le condizioni del paziente durante l'esame e fornisce consigli post-esame. Gli infermieri sono anche essenziali per rassicurare i pazienti, rispondere alle loro domande e sostenerli durante il processo.

4. Il radiofarmacista :
In qualità di esperto in radiofarmaci, il radiofarmacista prepara le sostanze radioattive necessarie per gli esami e i trattamenti. Lavora in collaborazione con il medico e il tecnico per garantire la somministrazione delle dosi giuste.

5. Altri professionisti :
A seconda del caso, possono essere chiamati altri specialisti, tra cui radiologi, chirurghi, oncologi e cardiologi. Le loro competenze sono essenziali per una cura completa del paziente, in particolare per i casi complessi o le patologie associate.

6. Personale amministrativo :
Ogni procedura medica richiede un'organizzazione logistica. Dai compiti di segreteria alla gestione degli appuntamenti e alle questioni di fatturazione, questi professionisti svolgono un ruolo centrale nel garantire che il processo si svolga senza intoppi.

7. Comunicazione e collaborazione:
Un lavoro di squadra efficace si basa su una comunicazione fluida tra tutte le persone coinvolte. Riunioni regolari, verbali condivisi e strumenti di comunicazione moderni sono essenziali per garantire che ogni membro del team sia informato e allineato agli obiettivi comuni.

8. Formazione e scambi ulteriori:
La medicina nucleare è un campo in costante evoluzione. Gli scambi tra professionisti, sia in occasione di corsi di formazione, conferenze o riunioni interne, sono fondamentali per rimanere all'avanguardia della tecnologia e della pratica.

La medicina nucleare è un balletto orchestrato in cui ogni attore, grazie alle sue competenze e alla collaborazione con gli altri membri del team, contribuisce alla cura ottimale del paziente. Sinergia e cooperazione sono le parole chiave per garantire la sicurezza, la qualità e l'efficienza delle cure.

Capitolo 12

GESTIONE DELLE EMERGENZE IN MEDICINA NUCLEARE

Riconoscere i segni vitali a rischio.

La medicina nucleare, per sua natura, può presentare situazioni di emergenza. Sebbene la maggior parte delle procedure di medicina nucleare siano pianificate ed eseguite in un ambiente controllato, possono verificarsi situazioni impreviste che richiedono un'azione rapida e decisiva.

Riconoscere i segni vitali a rischio è un'abilità essenziale per qualsiasi professionista della sanità, e nella medicina nucleare questa capacità è ancora più cruciale a causa della natura specifica della disciplina.

1. Reazioni allergiche :
Alcuni pazienti possono avere una reazione allergica ai radiofarmaci o ad altri agenti somministrati. I segni vitali da tenere d'occhio includono respiro affannoso, orticaria, gonfiore del viso o della gola e tachicardia.

2. Dispnea :
L'improvvisa mancanza di respiro dopo la somministrazione di un radiofarmaco può indicare una reazione avversa o una complicazione. La misurazione rapida della saturazione di ossigeno, della frequenza respiratoria e dei suoni polmonari è essenziale.

3. Ipotensione :
Un calo improvviso della pressione arteriosa può segnalare una reazione vagale o una reazione più grave ai farmaci. Il monitoraggio regolare della pressione arteriosa e la capacità di riconoscere i sintomi associati, come le vertigini, sono fondamentali.

4. Tachicardia o bradicardia:
Le irregolarità cardiache possono verificarsi dopo la somministrazione di alcuni agenti. Il monitoraggio continuo

del ritmo cardiaco e dell'ECG può aiutare a rilevare precocemente queste anomalie.

5. Ansia e agitazione :
Sebbene siano psicologici, questi sintomi possono influenzare i segni vitali. Un paziente ansioso può sperimentare un aumento della frequenza cardiaca e respiratoria. Calmare e rassicurare il paziente è essenziale, ma è anche importante riconoscere quando è necessario un ulteriore intervento medico.

6. Sintomi neurologici :
Forti mal di testa, vertigini, visione offuscata o segni di ictus devono essere presi molto sul serio, soprattutto se si verificano dopo un'operazione.

7. Complicazioni associate alla venipuntura:
Ematomi, dolore eccessivo o segni di infezione intorno al sito di iniezione richiedono un'attenzione particolare.

Risposta alle emergenze :
- **Preparazione**: una formazione regolare sul primo soccorso e sulle procedure di emergenza è fondamentale per tutti i membri del team.
- **Equipaggiamento di emergenza**: avere un carrello di emergenza ben attrezzato e facilmente accessibile è fondamentale. Dovrebbe contenere attrezzature di rianimazione, farmaci di emergenza, un defibrillatore e altre attrezzature essenziali.
- **Comunicazione**: in caso di emergenza, è essenziale una comunicazione chiara e rapida con gli altri membri del team e, se necessario, con i servizi di emergenza esterni.
- **Valutazione post-incidente**: Dopo ogni emergenza, è fondamentale valutare la situazione, capire cosa è successo e adeguare le procedure, se necessario.

In medicina nucleare, come in qualsiasi altro ambiente medico, la capacità di riconoscere rapidamente i segni vitali a rischio e di intervenire efficacemente può fare la differenza tra la vita e la morte. Una formazione regolare, una preparazione adeguata e una comunicazione efficace sono la chiave per gestire efficacemente queste situazioni di emergenza.

Reazioni opposte radiofarmaci.

I radiofarmaci sono composti medici contenenti radionuclidi. Vengono utilizzati nella medicina nucleare per diagnosticare e trattare alcune malattie. Tuttavia, come qualsiasi farmaco o procedura medica, la somministrazione di radiofarmaci può essere accompagnata da effetti collaterali o reazioni avverse. Sebbene siano rari, è indispensabile che gli infermieri e gli altri operatori sanitari siano consapevoli di questi rischi e sappiano come gestirli. Reazioni allergiche :

Anche se estremamente rare, le reazioni allergiche possono verificarsi dopo la somministrazione di un radiofarmaco. Queste reazioni possono variare da un lieve rash cutaneo all'anafilassi che mette a rischio la vita. I segnali da tenere in considerazione includono rash cutaneo, gonfiore, difficoltà respiratorie, vertigini e aumento della frequenza cardiaca. Un trattamento tempestivo è essenziale in queste situazioni.

Reazioni al sito di iniezione :
Potrebbero comparire dolore, arrossamento o gonfiore nel sito di iniezione. Nella maggior parte dei casi, questi sintomi sono lievi e scompaiono rapidamente. Tuttavia, potrebbe essere necessario un trattamento se i sintomi persistono o peggiorano.

Reazioni sistemiche :
Nausea, vomito o un sapore metallico in bocca sono talvolta avvertiti dai pazienti dopo la somministrazione di alcuni radiofarmaci. Questi sintomi sono generalmente lievi e di breve durata.

Reazioni legate alla radioattività :
È importante notare che i radiofarmaci utilizzati in medicina nucleare sono progettati per ridurre al minimo il rischio associato alla radioattività. Le dosi utilizzate sono basse e il radionuclide viene generalmente eliminato rapidamente dall'organismo. Tuttavia, è essenziale rispettare i principi della radioprotezione per proteggere sia i pazienti che il personale.

Gestione delle reazioni avverse :

Monitoraggio: dopo la somministrazione del radiofarmaco, è essenziale monitorare il paziente per individuare eventuali segni di reazione avversa.

Gestione iniziale: in caso di reazione allergica, può essere necessaria la somministrazione di antistaminici o corticosteroidi. Nei casi più gravi, può essere necessario un intervento medico di emergenza.

Comunicazione: è fondamentale informare i pazienti della possibilità di reazioni avverse prima di somministrare il radiofarmaco e chiedere loro di informare immediatamente il personale se avvertono qualcosa di anomalo.

Documentazione: qualsiasi reazione avversa deve essere accuratamente documentata nella cartella clinica del paziente. Questo è essenziale per il monitoraggio continuo della sicurezza del radiofarmaco.

Sebbene le reazioni avverse ai radiofarmaci siano rare, gli operatori sanitari della medicina nucleare devono essere preparati a riconoscerle e a gestirle in modo efficace per garantire la sicurezza del paziente. La comunicazione, il monitoraggio e la formazione continua sono essenziali per ridurre al minimo questi rischi.

Procedure di risposta rapida.

Le procedure di risposta rapida in medicina nucleare sono fondamentali per la sicurezza dei pazienti e del personale. A causa della natura specifica di questa branca della medicina, le situazioni di emergenza possono essere uniche e richiedere un approccio personalizzato. Tuttavia, come in ogni disciplina medica, l'obiettivo principale è garantíre la sicurezza del paziente e stabilizzare le sue condizioni il più rapidamente possibile.

1. Reazioni allergiche gravi :
- **Riconoscimento**: rash cutaneo, difficoltà respiratorie, gonfiore del viso o della gola, vertigini.
- **Intervento**: interrompere qualsiasi somministrazione in corso, mettere il paziente in una posizione sicura, somministrare adrenalina in caso di anafilassi, chiamare una squadra di emergenza.
2. Esposizione accidentale alle radiazioni :
- **Riconoscimento**: Perdita di una sorgente radioattiva, fuoriuscita di materiale radioattivo.
- **Risposta**: evacuazione immediata dell'area, segnalazione dell'area, utilizzo di dispositivi di protezione personale per il personale coinvolto, misurazione della radioattività, decontaminazione se necessario.
3. Ingestione o inalazione accidentale di materiali radioattivi:
- **Riconoscimento**: qualsiasi sospetto di ingestione o inalazione.

Intervento: garantire la stabilità vitale del paziente, somministrare trattamenti specifici per favorire l'eliminazione, monitorare la radioattività del paziente.

4. Malfunzionamento dell'apparecchiatura durante una procedura:

Riconoscimento: rumori anomali, allarmi, spegnimento inatteso del dispositivo.

Intervento: interrompere la procedura, mettere in sicurezza il paziente, controllare le condizioni del paziente, chiamare il team tecnico per valutare il dispositivo.

5. Reazione avversa a un radiofarmaco :

Riconoscimento: dolore nel sito di iniezione, segni di reazione allergica, nausea.

Intervento: monitoraggio stretto del paziente, trattamento sintomatico, documentazione accurata dell'incidente.

6. Eventi cardiaci o respiratori durante l'esame:

Riconoscimento: dolore al petto, mancanza di respiro, perdita di coscienza.

Intervento: somministrazione di ossigeno, rianimazione cardiopolmonare se necessario, chiamata di una squadra di emergenza.

7. Incidenti psicologici o comportamentali:

Riconoscimento: agitazione, ansia eccessiva, panico.

Intervento: tentare di calmare il paziente utilizzando tecniche di comunicazione appropriate, chiamare un'équipe specializzata se necessario, eventuale ricorso a una leggera sedazione con il consenso del paziente.

L'intervento rapido in medicina nucleare richiede una formazione e una preparazione specifiche. Le procedure devono essere riviste e aggiornate regolarmente per tenere conto delle nuove conoscenze e tecnologie. Inoltre, simulazioni regolari di incidenti possono aiutare il personale a reagire in modo efficace e rapido in caso di emergenza reale.

Capitolo 13

INNOVAZIONI E NUOVE TECNICHE

Lo sviluppo dei radiofarmaci.

L'evoluzione dei radiofarmaci è un'emozionante storia di innovazione e di progressi scientifici che hanno rimodellato il panorama della medicina nucleare nel corso dei decenni. I radiofarmaci sono composti specifici che, etichettati con radionuclidi, possono essere utilizzati per ottenere immagini diagnostiche o per somministrare trattamenti mirati. La storia del loro sviluppo è strettamente legata ai progressi della chimica, della fisica e della biologia.

1. Gli inizi:

Negli anni '50 e '60, con la scoperta di nuovi isotopi radioattivi, sono stati introdotti i primi radiofarmaci. Lo iodio-131, ad esempio, è diventato rapidamente uno strumento prezioso per la diagnosi e il trattamento delle malattie della tiroide.

2. Sviluppo di tecniche di imaging:

Con l'avvento della scintigrafia negli anni '70, è aumentata la richiesta di radiofarmaci adatti all'imaging. Il tecnezio-99m, grazie alla sua emivita ideale e alle sue proprietà radiologiche, è diventato l'isotopo più utilizzato per la scintigrafia.

3. Radiofarmaci personalizzati :

Negli anni '80 e '90, la ricerca si è concentrata sulla creazione di molecole specifiche che potessero colpire particolari cellule o processi biologici, aprendo la strada ad una medicina nucleare più personalizzata e mirata.

4. L'era della terapeutica :

Dagli anni 2000, la fusione delle parole "terapia" e "diagnosi" ha dato origine alla "terapeutica". Questo si riferisce all'uso di radiofarmaci che possono sia diagnosticare che trattare una malattia, spesso con lo stesso composto. I trattamenti con radiopeptidi, come il DOTATO di lutezio-177 per alcuni tumori neuroendocrini, ne sono un esempio.

5. Radiofarmaci per la neurologia :
Lo sviluppo di radiofarmaci per l'imaging cerebrale, in particolare per la diagnosi di malattie come l'Alzheimer, si è evoluto in modo significativo. I composti in grado di colpire le placche amiloidi o la proteina tau hanno rivoluzionato il modo in cui queste malattie vengono diagnosticate e studiate.

6. Innovazioni recenti e prospettive:
Grazie ai progressi della tecnologia e alla crescente comprensione della biologia molecolare, oggi i radiofarmaci sono più mirati, efficaci e sicuri. La ricerca attuale si concentra sullo sviluppo di terapie con radionuclidi per vari tipi di cancro, oltre a migliorare la diagnosi della malattia in fase precoce.

I radiofarmaci hanno fatto molta strada, passando dagli inizi come semplici strumenti diagnostici a potenti agenti terapeutici. Con il progredire della ricerca, possiamo aspettarci di vedere nuovi radiofarmaci rivoluzionari che offriranno nuove opportunità di trattamento e diagnosi per molte malattie.

Progressi tecnologici nella diagnostica per immagini.

I progressi tecnologici nell'imaging medico hanno trasformato il modo in cui i medici diagnosticano, trattano e monitorano le malattie. La medicina nucleare, in particolare, ha beneficiato di queste innovazioni, aprendo nuovi modi di trattare i pazienti. In questo tour, esploreremo i progressi che sono stati fatti e l'impatto che hanno avuto sulla pratica medica.

Fin dall'inizio, la fusione di fisica, chimica e biologia ha gettato le basi dell'imaging medico. Ma è stato con l'avvento dell'informatica e della tecnologia digitale che l'imaging medico è davvero decollato.

1. L'era digitale :
Il passaggio dall'imaging analogico a quello digitale ha segnato una rivoluzione. Non solo le immagini digitali sono di qualità superiore, ma possono anche essere facilmente archiviate, condivise e analizzate. L'introduzione della tomografia computerizzata (TC) negli anni '70, che utilizza i raggi X per ottenere immagini a fette del corpo, è un esempio perfetto.

2. L'avvento della risonanza magnetica:
La risonanza magnetica (RM) ha cambiato le carte in tavola, rendendo possibile la visualizzazione dei tessuti molli come mai prima d'ora. Senza utilizzare radiazioni ionizzanti, la risonanza magnetica sfrutta un potente campo magnetico per ottenere immagini dettagliate, aprendo nuove prospettive per analizzare il cervello, le articolazioni e altri organi.

3. PET e PET-CT :
La tomografia ad emissione di positroni (PET) ha aperto una finestra sulla biologia molecolare del corpo umano. Combinando la PET con la TAC, i medici possono ora ottenere informazioni sia anatomiche che funzionali, consentendo una precisa localizzazione e caratterizzazione delle lesioni.

4. Radiologia interventistica :
I progressi nella diagnostica per immagini in tempo reale consentono di eseguire interventi chirurgici minimamente invasivi sotto guida radiologica, riducendo i rischi e accelerando il recupero.

5. Intelligenza artificiale e apprendimento automatico:
Queste tecnologie offrono affascinanti possibilità di analisi e interpretazione delle immagini. Possono aiutare a identificare patologie complesse, a quantificare con precisione alcune caratteristiche e a prevedere gli esiti clinici da grandi database di immagini.

6. Imaging molecolare e multimodalità:
L'integrazione di diverse modalità di imaging offre una visione completa e olistica del paziente. Ad esempio, la combinazione di risonanza magnetica e PET fornisce informazioni aggiuntive sull'anatomia e sulla funzione.

7. Imaging tridimensionale e realtà aumentata :
La capacità di visualizzare strutture corporee complesse in 3D, e persino di sovrapporle utilizzando la realtà aumentata durante le operazioni, rappresenta un enorme potenziale per la chirurgia e altre procedure mediche.

I progressi tecnologici nell'imaging medico hanno plasmato e continuano a rimodellare il panorama della medicina nucleare. Queste innovazioni, insieme alla ricerca continua e all'adattabilità degli operatori sanitari, assicurano che l'imaging giocherà un ruolo centrale nel futuro dell'assistenza ai pazienti.

Prospettive future medicina nucleare.

La medicina nucleare, con le sue applicazioni diagnostiche e terapeutiche uniche, si è affermata come un pilastro essenziale della medicina moderna. Guardando al futuro, è chiaro che la combinazione di ricerca, innovazione tecnologica e domanda clinica continuerà a spingere i confini di questo campo. Diamo uno sguardo alle prospettive future della medicina nucleare.

1. Terapie mirate :
Il futuro della medicina nucleare è intrinsecamente legato allo sviluppo delle terapie con radionuclidi. I trattamenti mirati, che utilizzano isotopi specifici per attaccare le cellule tumorali risparmiando i tessuti sani, stanno registrando una crescita notevole. La ricerca si sta

concentrando sullo sviluppo di agenti più specifici, in grado di colpire con precisione diverse forme di cancro.

2. Imaging ibrido :
La combinazione di modalità di imaging, come la PET-CT o la PET-MRI, continuerà a migliorare, offrendo maggiore risoluzione e specificità. Questi sistemi ibridi consentono una migliore localizzazione, caratterizzazione e valutazione delle malattie.

3. Assistenza personalizzata:
Nell'era della medicina personalizzata, la medicina nucleare svolgerà un ruolo chiave nello sviluppo di trattamenti su misura. I pazienti potrebbero beneficiare di approcci terapeutici personalizzati, basati sulla loro genetica, sulla fisiologia e sulla biologia della loro malattia.

4. Intelligenza artificiale (AI) :
L'AI è destinata a rivoluzionare la diagnostica di medicina nucleare. Può aiutare a migliorare la precisione, a ridurre gli errori e a fornire analisi più approfondite delle immagini, andando oltre ciò che l'occhio umano può percepire.

5. Radiofarmaci di nuova generazione :
Con i progressi della chimica medicinale e della biologia molecolare, emergeranno nuovi radiofarmaci che offriranno una maggiore specificità, una dose di radiazioni ridotta e una migliore biodistribuzione.

6. Formazione e istruzione :
Con la rapida evoluzione del settore, la formazione continua sarà essenziale. I programmi educativi dovranno adattarsi alle nuove tecnologie e terapie, assicurando che gli operatori sanitari rimangano all'avanguardia nella pratica clinica.

7. Collaborazione interdisciplinare:
La medicina nucleare rafforzerà la sua collaborazione con altre discipline, tra cui l'oncologia, la cardiologia, la neurologia e la chirurgia, per offrire una gestione integrata dei pazienti.

8. Questioni etiche e normative:
Con l'adozione di nuove tecnologie e terapie, emergeranno nuove questioni etiche e normative, che richiederanno un dialogo aperto e informato tra professionisti, regolatori e pubblico.

La medicina nucleare è all'alba di un'era entusiasmante. Grazie alla combinazione di tecnologia avanzata, ricerca innovativa e crescente domanda clinica, il campo è ben posizionato per continuare a migliorare la vita dei pazienti in tutto il mondo.

Capitolo 14

COMUNICAZIONE CON LE FAMIGLIE E GLI AMICI

Informare senza allarmarsi:
la delicata equazione.

Comunicare con le famiglie e i cari dei pazienti di medicina nucleare è un'arte sottile che oscilla tra la necessità di informare e quella di rassicurare. In un contesto in cui i termini 'radioattività' o 'radiazioni' possono evocare paure irrazionali o ricordi di incidenti storici, la sfida per gli operatori sanitari è quella di demistificare il processo, fornendo al contempo informazioni chiare e concrete.

Quando un paziente deve sottoporsi a un esame o a un trattamento di medicina nucleare, la sua famiglia può naturalmente sentirsi in ansia, amplificata dalla mancanza di comprensione. I termini tecnici e le procedure possono sembrare intimidatori per chi non ha familiarità con il settore. È qui che entra in gioco il ruolo cruciale del personale sanitario, in particolare degli infermieri, che spesso sono in prima linea nel rispondere alle domande e nel fugare le preoccupazioni.

Il primo passo di questa comunicazione è l'ascolto attivo. È essenziale comprendere le preoccupazioni specifiche di ogni famiglia, perché in questo modo la comunicazione può essere mirata a soddisfare direttamente le loro esigenze. Una famiglia può temere i potenziali effetti collaterali, mentre un'altra può preoccuparsi della durata dell'esposizione alle radiazioni.

Una volta identificate queste preoccupazioni, è essenziale fornire informazioni accurate, ma anche presentarle in modo accessibile e rassicurante. Non si tratta solo di bombardare la famiglia con i fatti, ma di contestualizzarli. Ad esempio, piuttosto che dire semplicemente che una certa dose di radiazioni è 'sicura', può essere utile confrontarla con le esposizioni quotidiane, come un volo aereo o una radiografia dentale, per dare una prospettiva.

È anche fondamentale riconoscere e convalidare i sentimenti delle famiglie. Minimizzare le loro preoccupazioni o respingerle a priori può farle sentire non valorizzate o incomprese. È invece utile adottare un approccio empatico, riconoscendo le loro preoccupazioni e fornendo chiarimenti.

Infine, la pazienza è essenziale. Ognuno assimila le informazioni al proprio ritmo, e alcune famiglie potrebbero aver bisogno di diverse spiegazioni o rassicurazioni prima di sentirsi a proprio agio.

Comunicare con le famiglie e i propri cari in medicina nucleare è una danza delicata tra informazione e compassione. Affrontando ogni interazione con empatia, pazienza e chiarezza, gli operatori sanitari possono trasformare la preoccupazione in comprensione e la paura in fiducia.

Il ruolo di supporto dell'infermiere.

Il ruolo di supporto dell'infermiere va ben oltre l'assistenza clinica diretta. In medicina nucleare, come in altri campi medici, l'infermiere è spesso il primo punto di contatto con i pazienti e le loro famiglie. Rappresenta il volto umano in mezzo a macchine sofisticate e a trattamenti potenzialmente intimidatori. È un ruolo che richiede una combinazione di competenze tecniche, capacità di comunicazione e profonda empatia.

Gli infermieri guidano i pazienti attraverso il processo medico
Quando i pazienti arrivano per un esame o un trattamento, possono essere sopraffatti dall'ignoto. Il personale infermieristico spiega le fasi, le procedure, risponde alle domande e aiuta a sfatare eventuali miti o idee sbagliate

che il paziente può avere sulla radioattività o sugli effetti del trattamento.

L'infermiera, un pilastro emotivo
Di fronte alla paura, all'incertezza e, in alcuni casi, a una diagnosi allarmante, i pazienti hanno bisogno di sostegno emotivo. Gli infermieri offrono ascolto, rassicurazione, incoraggiamento e, se necessario, rinvio a professionisti specializzati come psicologi o assistenti sociali.

Gli infermieri come educatori sanitari
Una parte essenziale del supporto è l'educazione del paziente sulla sua condizione, sui potenziali effetti del trattamento e su come gestire le conseguenze. Questa educazione è fondamentale non solo per la comprensione del paziente, ma anche per la sua adesione al trattamento e la sua capacità di prendere decisioni informate.

L'infermiere, intermediario tra il paziente e l'équipe medica
Gli infermieri spesso fungono da intermediari, trasmettendo le preoccupazioni o le domande del paziente all'équipe medica e viceversa. Fanno da ponte, assicurando una comunicazione fluida ed efficace per il benessere del paziente.

L'infermiera, proteggendo la dignità del paziente
Nei momenti di vulnerabilità, come quando un paziente viene esposto per una procedura, l'infermiere si assicura che la dignità del paziente sia preservata, offrendo conforto, rispettando la privacy e rispondendo alle esigenze individuali.

L'infermiera, a sostegno delle famiglie
Anche le famiglie possono avere domande, paure ed esigenze. Anche gli infermieri sostengono i parenti, informandoli e guidandoli nel processo medico.

Il ruolo di supporto dell'infermiere di medicina nucleare è multidimensionale. Comporta la combinazione di competenze tecniche con l'empatia, la compassione e la comunicazione, per offrire un supporto olistico sia al paziente che ai suoi cari. Questo ruolo non si misura semplicemente in termini di azioni, ma nell'impatto duraturo che ha sul benessere mentale, emotivo e fisico del paziente.

Lavorare con i team supporto psicologico.

Nella medicina nucleare, la collaborazione con i team di supporto psicologico è di vitale importanza. I pazienti devono spesso affrontare diagnosi e procedure complesse che possono essere fonte di ansia. Se a questo si aggiunge il peso delle idee sbagliate comuni sulla radioattività, è chiaro che il supporto psicologico è essenziale per garantire il benessere dei pazienti.

Valutare la necessità di un supporto psicologico:
Fin dal primo contatto, gli infermieri sono addestrati a individuare i segnali di disagio psicologico. Che si tratti di ansia, depressione, rifiuto del trattamento o di qualsiasi altra reazione emotiva, l'infermiere può consigliare un consulto con un professionista della salute mentale.

Facilitare la comunicazione :
Gli infermieri spesso fungono da intermediari tra il paziente e l'équipe medica, compresi i team di supporto psicologico. Possono aiutare a preparare il paziente per le sedute con uno psicologo, a chiarire le preoccupazioni del paziente o semplicemente a fare da tramite per garantire che il paziente riceva il supporto necessario.

Educazione e consapevolezza :
Gli infermieri lavorano a stretto contatto con i team di supporto psicologico per educare i pazienti sui vantaggi di

prendersi cura della propria salute mentale. Possono anche co-facilitare workshop o sessioni informative su argomenti come la gestione dello stress, il rilassamento o la meditazione.

Strategie integrative :

L'infermiere e il team di supporto psicologico possono collaborare per integrare le strategie di gestione dello stress nel piano di cura del paziente, come la respirazione profonda, la visualizzazione o persino le tecniche di meditazione.

Risposte coordinate alle crisi:

Nelle situazioni in cui il paziente è in grave difficoltà o in crisi, una risposta rapida e coordinata è fondamentale. L'infermiere può collaborare con psicologi, psichiatri e altri professionisti della salute mentale per garantire che il paziente riceva un'assistenza immediata e adeguata.

Scambio di informazioni e conoscenze:

La collaborazione tra infermieri e team di supporto psicologico non è unidirezionale. È anche essenziale che gli infermieri informino gli psicologi sulle particolarità della medicina nucleare, in modo che possano adattare il loro supporto di conseguenza.

Follow-up:

Dopo una procedura o un trattamento, l'infermiere continua a monitorare il benessere psicologico del paziente, assicurandosi che abbia accesso alle risorse necessarie e modificando il piano di assistenza come richiesto.

La collaborazione tra gli infermieri di medicina nucleare e i team di supporto psicologico è una sinergia che mira ad avvolgere il paziente in un'assistenza olistica, tenendo conto non solo delle sue esigenze fisiche, ma anche del suo benessere emotivo e mentale. In un campo così specializzato e spesso incompreso come la medicina nucleare, questa collaborazione è essenziale per garantire un'esperienza ottimale al paziente.

Capitolo 15

LE SFIDE DELL'IT E TELEMEDICINA

Gestione elettronica dei file
e l'integrità dei dati.

Nel panorama sanitario moderno, la gestione dei registri elettronici e l'integrità dei dati sono diventate preoccupazioni importanti. Per l'infermiere di medicina nucleare, questo non fa eccezione. Le cartelle cliniche elettroniche offrono una serie di vantaggi rispetto alle tradizionali cartelle cartacee, soprattutto in termini di accessibilità, efficienza e comunicazione tra gli operatori sanitari. Tuttavia, comportano anche nuove sfide in termini di riservatezza, sicurezza e integrità dei dati.
Transizione dalla carta all'elettronica :

Con l'avvento dei sistemi informativi ospedalieri e delle cartelle cliniche elettroniche (EHR), molte strutture hanno iniziato la transizione dalle cartelle cliniche cartacee alle versioni digitalizzate. Questo passaggio ha richiesto una formazione approfondita per gli infermieri, al fine di padroneggiare l'uso di questi nuovi sistemi, garantendo al contempo l'accuratezza e la riservatezza delle informazioni sui pazienti.

Accessibilità ed efficienza :
Gli EHR hanno reso l'accesso alle informazioni del paziente più rapido ed efficiente. Un'infermiera può ora consultare l'anamnesi di un paziente, i farmaci prescritti, le allergie, le immagini diagnostiche e altri dati rilevanti in pochi clic. Questa centralizzazione facilita anche la comunicazione tra diversi reparti o specialità mediche.

Sicurezza e riservatezza :
Sebbene i vantaggi degli EHR siano innegabili, essi sollevano anche problemi di sicurezza. I dati dei pazienti sono sensibili e devono essere protetti da accessi non autorizzati. Gli infermieri devono essere istruiti sulle migliori prassi di sicurezza, come ad esempio non lasciare mai un

computer aperto e incustodito e utilizzare password forti e regolarmente aggiornate.

Integrità dei dati :
L'integrità dei dati è fondamentale. Gli infermieri, che sono in prima linea nell'inserimento dei dati, devono assicurarsi che le informazioni registrate siano accurate e veritiere. Anche un errore minore può avere un impatto importante sulla diagnosi o sul trattamento di un paziente.

Aggiornamenti e manutenzione :
I sistemi EHR vengono regolarmente aggiornati per incorporare nuove funzioni, correggere eventuali difetti di sicurezza o migliorare l'interfaccia utente. Gli infermieri devono quindi essere consapevoli di questi aggiornamenti e, in alcuni casi, ricevere una formazione supplementare per adattarsi ad essi.

Comunicazione con i pazienti :
Con lo sviluppo dei portali per i pazienti, le persone possono ora accedere alle proprie cartelle cliniche, fare domande e prenotare appuntamenti online. Gli infermieri potrebbero dover guidare i pazienti nell'uso di questi portali, o rispondere alle loro preoccupazioni sulla sicurezza dei loro dati.

Nel mondo digitale di oggi, la gestione dei registri elettronici e l'integrità dei dati sono competenze essenziali per qualsiasi professionista sanitario, compresi gli infermieri di medicina nucleare. Assicurandosi che questi sistemi siano utilizzati in modo efficiente, sicuro ed etico, gli infermieri svolgono un ruolo chiave nel garantire un'assistenza ottimale ai pazienti.

Telemedicina : opportunità e sfide.

La telemedicina, la pratica medica a distanza che utilizza le tecnologie dell'informazione e della comunicazione, si è espansa rapidamente negli ultimi anni. Sebbene offra molte opportunità, soprattutto in termini di accessibilità e di costi, presenta anche delle sfide. Per gli infermieri di medicina nucleare, come per tutti gli operatori sanitari, è essenziale comprendere questi due aspetti per integrare al meglio la telemedicina nella loro pratica quotidiana.

Opportunità di telemedicina :
1. Accessibilità :
La telemedicina consente di fornire assistenza medica a persone che altrimenti non vi avrebbero accesso, in particolare a coloro che vivono in aree rurali o remote. Per la medicina nucleare, questo può significare fornire consultazioni preliminari o follow-up dopo un esame o un trattamento.

2. Continuità delle cure:
La possibilità di consultare a distanza assicura la continuità dell'assistenza, anche quando il paziente o il professionista non possono viaggiare. Questo è particolarmente importante nelle situazioni di emergenza o durante le crisi sanitarie.

3. Risparmio di tempo e di costi:
Ridurre la necessità di spostamenti fisici può generare risparmi sostanziali per i pazienti e per il sistema sanitario. Può anche aumentare il numero di pazienti che un infermiere o un medico possono vedere in un giorno.

4. Istruzione e formazione :
La telemedicina può anche servire come piattaforma formativa per gli operatori sanitari, con webinar, formazione online e scambi con specialisti in vari settori.

Le sfide della telemedicina :

1. Barriere tecnologiche :
Non tutti i pazienti hanno accesso a una tecnologia affidabile o a una connessione Internet stabile. È quindi fondamentale garantire che questi servizi siano accessibili a tutti.

2. Riservatezza e sicurezza dei dati:
Le consultazioni online devono essere sicure per proteggere la riservatezza delle informazioni mediche. La formazione degli infermieri e di altri professionisti sulle migliori pratiche di sicurezza è quindi essenziale.

3. Aspetti normativi e legali:
La telemedicina solleva una serie di questioni legali, tra cui la responsabilità in caso di errori, le licenze professionali interstatali o internazionali e il rimborso assicurativo.

4. Limitazioni cliniche :
Alcuni aspetti dell'esame fisico non possono essere eseguiti a distanza. Inoltre, nella medicina nucleare, mentre le consultazioni possono essere effettuate a distanza, gli esami richiedono una presenza fisica.

5. Relazioni umane :
La telemedicina può potenzialmente diminuire l'aspetto umano del rapporto tra curante e paziente. È quindi fondamentale trovare il modo di mantenere una comunicazione calda ed empatica, anche attraverso uno schermo.

Se da un lato la telemedicina offre incredibili opportunità per migliorare l'accessibilità e l'efficienza delle cure, dall'altro presenta anche sfide che richiedono una riflessione e un adattamento costanti. Per gli infermieri di medicina nucleare, l'importante è abbracciare queste nuove tecnologie, garantendo al contempo il mantenimento della qualità e della sicurezza delle cure.

Garantire la riservatezza e la sicurezza delle informazioni del paziente.

Garantire la riservatezza e la sicurezza delle informazioni del paziente è una pietra miliare della pratica medica e fondamentale per costruire un rapporto di fiducia tra paziente e professionista sanitario. Per l'infermiere di medicina nucleare, come per qualsiasi altro professionista sanitario, questa responsabilità è essenziale. Con l'emergere delle tecnologie informatiche in medicina, questa missione sta assumendo una dimensione ancora più critica.

Proteggere le informazioni sensibili :
Ogni consultazione, esame e interazione in medicina nucleare genera una grande quantità di informazioni sul paziente. Queste informazioni possono includere dati personali, immagini mediche, storie mediche e altri dettagli sensibili. La divulgazione di queste informazioni potrebbe non solo violare il diritto alla privacy del paziente, ma anche renderlo vulnerabile ad atti dolosi.

Misure per garantire la riservatezza e la sicurezza :
1. Sistemi elettronici sicuri :
L'uso di sistemi di informazioni mediche criptati e protetti da password complesse è essenziale. Anche gli aggiornamenti regolari e l'uso di firewall possono contribuire a proteggere dagli attacchi informatici.

2. Protocolli di accesso :
Solo gli operatori sanitari coinvolti nella cura del paziente devono avere accesso alle sue informazioni. L'uso di badge o tessere di accesso, nonché di protocolli di identificazione a due fattori, può limitare l'accesso non autorizzato.

3. Formazione continua :
Gli operatori sanitari, compresi gli infermieri di medicina nucleare, devono ricevere una formazione regolare sulla riservatezza e sulla sicurezza delle informazioni. Questo include informazioni sulle minacce più recenti e sulle migliori prassi per la protezione dei dati dei pazienti.

4. Distruzione sicura:
Quando le informazioni sui pazienti non sono più necessarie, devono essere distrutte in modo sicuro. Per i documenti cartacei, ciò significa una distruzione appropriata. Per i dati elettronici, ciò richiede metodi di cancellazione che rendano i dati irrecuperabili.

5. Consenso informato :
I pazienti devono essere informati su come vengono utilizzate e conservate le loro informazioni. Devono inoltre dare il loro consenso a qualsiasi condivisione di informazioni con terzi.

6. Comunicazione sicura:
Quando le informazioni sul paziente vengono condivise tra gli operatori sanitari, è necessario utilizzare canali di comunicazione sicuri, come le e-mail crittografate o le connessioni VPN.

La fiducia è un elemento essenziale del rapporto paziente-operatore sanitario, e la protezione delle informazioni del paziente è al centro di questa fiducia. Gli infermieri di medicina nucleare, che lavorano in un campo in cui la tecnologia gioca un ruolo così centrale, hanno una particolare responsabilità nel garantire che ogni fase, dalla prenotazione dell'appuntamento all'esecuzione dell'esame e del follow-up, rispetti scrupolosamente la riservatezza e la sicurezza delle informazioni del paziente.

Capitolo 16

IL RUOLO DELL'INFERMIERE NELL'ISTRUZIONE E NELLA FORMAZIONE

Educare i pazienti : comprensione per una migliore accettazione.

Nel complesso mondo della medicina nucleare, gli infermieri si trovano spesso all'incrocio tra tecnologia avanzata e pazienti ansiosi. Di fronte a termini tecnici come "scintigrafia" o "radiofarmaco", questi ultimi possono sentirsi smarriti o addirittura spaventati. È qui che entra in gioco l'educazione del paziente, un processo essenziale per illuminare, rassicurare e coinvolgere i pazienti nella loro cura.

Nonostante i suoi prodigiosi progressi, la medicina nucleare rimane avvolta da un'aura di mistero per il grande pubblico. Le immagini di atomi e radiazioni, spesso associate al pericolo nell'immaginario collettivo, possono essere fonte di preoccupazione. Tuttavia, quando i pazienti capiscono come funziona la procedura, i suoi benefici e i relativi rischi, sono in grado di vedere oltre le loro apprensioni iniziali.

L'educazione inizia con la semplificazione. Gli infermieri, con il loro approccio empatico, sono nella posizione ideale per tradurre il gergo medico in termini comprensibili. Spiegare che un radiofarmaco è semplicemente una sostanza che consente di visualizzare determinate parti del corpo, o che una scintigrafia non è altro che una speciale fotocamera che rileva queste sostanze, può fare una grande differenza.

Ma al di là della semplificazione, è fondamentale stabilire un dialogo. Incoraggiare i pazienti a fare domande, esprimere le loro paure e condividere le loro preoccupazioni aiuta a costruire un rapporto di fiducia. Solo comprendendo veramente le preoccupazioni del paziente, l'infermiere può fornire informazioni pertinenti e rassicuranti.

L'educazione gioca un ruolo cruciale anche nella preparazione e nel follow-up delle procedure. Un paziente ben informato su cosa aspettarsi prima, durante e dopo un intervento sarà in grado di seguire meglio le istruzioni, il che può migliorare notevolmente i risultati e ridurre al minimo il rischio di effetti collaterali o complicazioni.

Educare i pazienti alla medicina nucleare non è solo una questione di trasmissione di informazioni. È un processo che mira a responsabilizzare i pazienti, trasformandoli da destinatari passivi delle cure in protagonisti attivi della loro salute. E quando un paziente comprende e accetta una procedura, non solo ha un'esperienza più positiva, ma è anche più probabile che aderisca alle raccomandazioni mediche, il che aumenta le possibilità di un esito positivo.

Formazione di nuovi membri della squadra.

Accogliere nuovi membri in un team di medicina nucleare non è solo una questione di trasmissione di conoscenze tecniche. Si tratta anche di condividere la cultura, i valori e la missione del reparto e di garantire che ogni nuovo assunto sia competente e in sintonia con le aspettative del lavoro.

Integrazione e inserimento: i primi giorni di un nuovo membro nel team sono cruciali. È fondamentale garantire un'integrazione senza problemi, che comprenda un'introduzione al team, ai locali, alle attrezzature e ai protocolli in vigore. Questa fase introduttiva getta le basi per un rapporto di lavoro sano e produttivo.

Trasmettere le conoscenze: la medicina nucleare è un campo complesso e in continua evoluzione. La formazione tecnica dei nuovi arrivati è fondamentale. Ciò comporta sessioni sia teoriche che pratiche, in cui il nuovo arrivato può osservare, fare domande e infine, sotto supervisione, svolgere i compiti che gli sono stati assegnati.

Mentoring : Il coaching da parte di un mentore, un membro esperto del team, può facilitare notevolmente l'integrazione. Il mentore sarà il punto di contatto del nuovo arrivato, in grado di rispondere alle sue domande, guidarlo e fornire un feedback costruttivo sulle sue prestazioni.

Consapevolezza della sicurezza: la manipolazione di isotopi radioattivi e di apparecchiature sofisticate richiede una conoscenza approfondita delle misure di sicurezza. I nuovi membri devono essere rigorosamente formati su questi protocolli, non solo per la loro sicurezza, ma anche per quella dei pazienti e del team nel suo complesso.

Formazione continua: poiché la medicina nucleare è un campo in rapida evoluzione, la formazione non si ferma mai. È essenziale garantire che i nuovi membri siano consapevoli di questa necessità di formazione continua e che siano incoraggiati a partecipare a seminari, conferenze e altri corsi di formazione nel corso della loro carriera.

Valorizzare il contributo di tutti: un nuovo dipendente, anche se alle prime armi, apporta una prospettiva fresca e può avere idee innovative. È fondamentale valorizzare questi contributi e incoraggiare lo scambio di idee e la collaborazione tra vecchi e nuovi membri.

Feedback e valutazione: infine, per garantire che la formazione sia efficace, è essenziale impostare valutazioni regolari per identificare i punti di forza e le aree di miglioramento, e per adattare la formazione di conseguenza.

In definitiva, la formazione dei nuovi membri del team è un processo continuo che mira non solo a garantire l'eccellenza operativa, ma anche a rafforzare lo spirito di squadra e a garantire che ogni membro si senta valorizzato, competente e realizzato nel proprio ruolo.

Partecipare a conferenze e workshop.

Al centro della medicina nucleare c'è una dinamica di continua innovazione. I progressi tecnologici, le scoperte scientifiche e i nuovi protocolli terapeutici emergono costantemente. In questo ambiente in continua evoluzione, partecipare a conferenze e workshop non è solo un'opportunità di apprendimento, ma anche una necessità per qualsiasi professionista che desideri rimanere all'avanguardia nel proprio campo.

1. Ampliare i suoi orizzonti: le conferenze, sia nazionali che internazionali, offrono una visione panoramica dei recenti progressi nel campo. Gli scambi con colleghi di diversa provenienza le permettono di confrontare le sue pratiche, di adottare nuovi metodi e di aprirsi ad approcci talvolta radicalmente diversi.

2. Formazione tecnica: I workshop pratici, spesso organizzati in concomitanza con le conferenze, sono l'occasione ideale per familiarizzare con le ultime tecnologie, apprendere nuove tecniche o affinare le proprie competenze sotto la guida di esperti riconosciuti.

3. Rafforzare la sua rete professionale: questi eventi sono anche opportunità uniche di networking. Creare legami con colleghi, ricercatori, industriali o altri professionisti può aprire le porte a collaborazioni fruttuose, opportunità di carriera o persino amicizie durature.

4. Contribuire alla comunità: le conferenze e i workshop non sono solo luoghi in cui ricevere passivamente informazioni. Sono anche una piattaforma per condividere le proprie scoperte, feedback e innovazioni. Presentare uno studio, condurre un workshop o semplicemente partecipare attivamente alle discussioni rafforza il senso di appartenenza a una comunità professionale.

5. Rienergizzare e motivare: al di là dell'aspetto puramente professionale, questi eventi sono spesso momenti di ringiovanimento. Offrono una pausa dal tran

tran quotidiano, stimolano la motivazione e riaccendono la passione per il lavoro.

6. Etica e responsabilità: molte conferenze affrontano anche le questioni etiche associate alla medicina nucleare. In un mondo in cui la tecnologia a volte si evolve più velocemente del pensiero etico, è fondamentale che i professionisti considerino le implicazioni delle loro azioni.

7. Prepararsi per il futuro: infine, tenersi aggiornati attraverso conferenze e workshop la aiuta ad anticipare le tendenze future, a prepararsi per le sfide future e a fare scelte di carriera consapevoli.

Partecipare attivamente a conferenze e workshop è un investimento dalle molteplici sfaccettature. È un processo che arricchisce il professionista da un punto di vista tecnico, etico, umano e strategico, contribuendo al contempo all'influenza della medicina nucleare nel mondo.

Capitolo 17

PROBLEMI
DI QUALITÀ
E
L'ACCREDITAMENTO

Norme e standard in medicina nucleare.

La medicina nucleare, all'incrocio tra biologia, fisica e tecnologia medica, è un campo particolarmente complesso e sensibile. La minima deviazione o imprecisione può avere gravi conseguenze sia per i pazienti che per gli operatori sanitari. Ecco perché le norme e gli standard sono così importanti: sono la base su cui poggia l'intera disciplina, garantendo livelli ottimali di assistenza e sicurezza.

1. Le basi degli standard: Questi standard non sono stati creati ex nihilo. Sono il risultato di un'intensa collaborazione tra esperti del settore, scienziati, medici, tecnici e associazioni professionali. Si basano su dati scientifici rigorosi, sul feedback dell'esperienza e sul costante monitoraggio tecnologico.

2. La sicurezza prima di tutto: la medicina nucleare utilizza sostanze radioattive e apparecchiature sofisticate. Gli standard regolano rigorosamente il loro utilizzo, riducendo al minimo i rischi di esposizione per i pazienti e l'équipe medica. Ciò riguarda sia la preparazione e la somministrazione dei radiofarmaci, sia il funzionamento e la manutenzione delle apparecchiature.

3. Protocolli armonizzati: Gli standard stabiliti consentono di armonizzare le pratiche tra istituzioni e Paesi diversi. Ciò significa che i pazienti ricevono la stessa qualità di cura sia che si trovino a Parigi, Tokyo o New York. Questa uniformità è essenziale per la comparabilità dei risultati, la formazione dei professionisti e la ricerca clinica.

4. Garanzia di qualità: gli standard includono anche procedure di garanzia di qualità. Ciò comporta controlli, audit e convalide regolari per garantire che le pratiche attuali siano conformi agli standard stabiliti. Si tratta di una garanzia di fiducia per i pazienti e di un processo di miglioramento continuo per i professionisti.

5. Adattabilità ed evoluzione: il mondo della medicina nucleare sta cambiando rapidamente. Nuove scoperte, progressi tecnologici, feedback... tutto questo richiede che le norme e gli standard siano regolarmente rivisti e aggiornati. Questa adattabilità garantisce che la disciplina rimanga all'avanguardia.

6. Responsabilità condivisa: La conformità agli standard è affare di tutti. Ogni professionista, sia esso medico, infermiere, tecnico o amministratore, ha un ruolo da svolgere nel garantire il rispetto degli standard. È una responsabilità collettiva, un segno di serietà e di impegno nei confronti dei pazienti.

7. Sensibilizzazione e formazione: l'adozione degli standard richiede una costante sensibilizzazione e formazione dei team. Sessioni di formazione continua, workshop pratici e simulazioni sono essenziali per garantire che tutti padroneggino i protocolli in vigore.

Le norme e gli standard della medicina nucleare non sono semplici linee guida burocratiche. Riflettono il profondo impegno di un intera comunità verso l'eccellenza, la sicurezza e il benessere dei pazienti.

Prepararsi agli audit e valutazioni.

Il mondo della medicina nucleare, con il suo complesso mix di tecnologia avanzata, sostanze radioattive e interazione umana, richiede un monitoraggio costante per garantire la sicurezza e la qualità delle cure. Gli audit e le valutazioni sono strumenti essenziali per raggiungere questo obiettivo. Una preparazione meticolosa è quindi fondamentale per superare questi esami e garantire un ambiente di lavoro conforme agli standard stabiliti.

1. Comprendere gli obiettivi dell'audit: prima di tutto, è essenziale capire lo scopo dell'audit. Si tratta di un audit interno o di un mandato da parte di un ente esterno? È incentrato sulla sicurezza, sulla qualità delle cure, sulla conformità normativa o su una combinazione di questi aspetti? Conoscere gli obiettivi le consentirà di orientare i suoi preparativi in modo efficace.

2. Riunire un team dedicato: riunire un team interdisciplinare, che includa rappresentanti di tutti i settori interessati (medici, infermieri, tecnici, amministratori), renderà più facile coordinare gli sforzi e garantire che tutti gli aspetti della pratica siano esaminati.

3. Revisione dei documenti: si assicuri che tutti i protocolli, i manuali, i registri e le cartelle cliniche dei pazienti siano aggiornati e facilmente accessibili. I documenti devono riflettere la realtà quotidiana delle operazioni e rispettare gli standard attuali.

4. Simulazioni ed esercizi pratici: l'organizzazione di audit simulati può aiutare il team a identificare le aree di rischio e ad abituarsi al processo di valutazione. Inoltre, rafforza la fiducia e riduce l'ansia associata all'audit vero e proprio.

5. Formazione e consapevolezza del personale: ogni membro del team deve essere consapevole delle proprie responsabilità e delle procedure da seguire. Sessioni di formazione e richiami regolari garantiranno che tutti siano conformi e preparati.

6. Analisi degli incidenti precedenti: Gli incidenti precedenti, sia minori che maggiori, possono offrire lezioni preziose. Devono essere analizzati in dettaglio per evitare che si ripetano e per dimostrare la capacità di miglioramento continuo.

7. Preparare l'attrezzatura: Tutte le apparecchiature, che si tratti di telecamere gamma, scanner PET o altre macchine, devono essere in perfetto stato di funzionamento, correttamente calibrate e sottoposte a manutenzione.

8. Comunicazione aperta: incoraggiare una cultura di comunicazione aperta all'interno del team è essenziale.

Tutti devono sentirsi liberi di esprimere le proprie preoccupazioni, suggerimenti o domande.

9. Feedback post-audit: una volta completato l'audit, è essenziale riunire il team per discutere i risultati, i punti di forza e le aree di miglioramento. Questa fase è fondamentale per lo sviluppo positivo del servizio.

10. Piano d'azione: sulla base delle osservazioni e delle raccomandazioni dell'audit, elabori un piano d'azione chiaro, con scadenze precise, per correggere le carenze individuate.

La preparazione agli audit e alle valutazioni in medicina nucleare è un processo continuo, che richiede un coinvolgimento e una vigilanza costanti. Questo è il prezzo che dobbiamo pagare per garantire che la nostra pratica sia ottimizzata, sicura e conforme agli standard più esigenti.

Iniziative di miglioramento continuo.

Nel mondo della sanità, l'adagio "L'unica costante è il cambiamento" non è mai stato così vero. Nella medicina nucleare, dove la tecnologia, le normative e le esigenze dei pazienti sono in continua evoluzione, la ricerca dell'eccellenza è un viaggio senza fine. Adottare un approccio di miglioramento continuo non è solo auspicabile, è essenziale. Ciò significa mettere sempre in discussione, valutare e ottimizzare le pratiche attuali per offrire la migliore qualità di cura possibile.

1. Coltivare una cultura del miglioramento: il primo passo verso il successo consiste nell'instillare una mentalità in cui il miglioramento continuo è apprezzato e incoraggiato. Ciò significa promuovere una cultura in cui le domande non sono viste come critiche, ma come opportunità di crescita.

2. Feedback: l'implementazione di sistemi di feedback, in cui gli incidenti, sia minori che maggiori, vengono analizzati per trarne degli insegnamenti, è fondamentale. Queste lezioni possono essere utilizzate per adattare i protocolli ed evitare di ripetere gli stessi errori.

3. Formazione regolare: la medicina nucleare è un campo in cui le innovazioni sono frequenti. Una formazione regolare del personale è essenziale per essere al passo con gli ultimi progressi e garantire un'assistenza ottimale al paziente.

4. Valutazione dei processi: una revisione regolare dei processi in atto, dai protocolli d'esame ai metodi di comunicazione, consente di identificare le aree da ottimizzare. Si possono adottare metodi come il Lean Healthcare per snellire le operazioni e migliorare l'efficienza.

5. Collaborazione interdisciplinare: il miglioramento non avviene in silos. La collaborazione con altre discipline, che si tratti di radiologia, oncologia o chirurgia, offre una prospettiva più ampia e ci permette di beneficiare di un'esperienza collettiva.

6. Feedback dei pazienti: Chi meglio dei pazienti può fornire informazioni preziose sulla qualità delle cure? Il loro feedback, sia positivo che negativo, è una fonte inestimabile di informazioni per migliorare l'esperienza del paziente.

7. Uso della tecnologia: l'adozione di nuovi strumenti tecnologici, sia che si tratti di apparecchiature di imaging avanzate o di sistemi informativi, può migliorare notevolmente l'accuratezza della diagnosi e l'efficacia del trattamento.

8. Audit e certificazione: sottoporre il servizio a regolari audit o certificazioni esterne può fornire una valutazione obiettiva delle pratiche attuali e suggerire aree di miglioramento.

9. Vigilanza scientifica: tenersi aggiornati sulle ultime ricerche, studi e pubblicazioni del settore assicura che la pratica sia basata sulle prove più aggiornate.

10. Progetti pilota: Testare nuovi metodi o approcci su piccola scala ci permette di valutarne l'efficacia prima di diffonderli su larga scala.

Il miglioramento continuo in medicina nucleare è un approccio proattivo, dinamico e collaborativo. Mira a superare costantemente i confini dell'eccellenza per garantire la massima qualità di cura possibile, nel rispetto dei pazienti e dei professionisti.

Capitolo 18

INFERMIERI
E
COLLABORAZIONE
INTERNAZIONALE

Scambi e collaborazioni con i centri esteri.

Nell'era della globalizzazione, la collaborazione e gli scambi con i centri all'estero svolgono un ruolo cruciale nello sviluppo e nell'evoluzione della medicina nucleare. Più che mai, le conoscenze e le competenze attraversano i confini, arricchendo le pratiche mediche in tutto il mondo. Le collaborazioni internazionali aprono nuove prospettive, aprono la strada all'innovazione e migliorano la qualità dell'assistenza ai pazienti.

1. I vantaggi della diversità: lavorare con centri stranieri offre un'opportunità unica di scoprire metodi di lavoro diversi, approcci clinici variegati e tecnologie innovative. Ogni Paese e cultura ha le sue caratteristiche specifiche, che possono arricchire la comprensione generale della disciplina.

2. Condividere le conoscenze: le conferenze, i workshop e i seminari internazionali sono piattaforme preziose per lo scambio di competenze, la discussione di casi complessi e la diffusione di nuove tecniche o scoperte.

3. Programmi di scambio: queste iniziative consentono ai professionisti, siano essi medici, tecnici o infermieri, di trascorrere un periodo di tempo in un centro estero per sviluppare le loro competenze, condividere le loro conoscenze e adottare nuove metodologie.

4. Ricerca congiunta : La collaborazione internazionale facilita la creazione di progetti di ricerca congiunti, attingendo alle risorse e alle competenze di diverse istituzioni per affrontare questioni complesse.

5. Standardizzazione e armonizzazione: la stretta collaborazione con i centri internazionali ci permette di armonizzare le pratiche e di procedere verso la standardizzazione dei protocolli, garantendo una qualità e una sicurezza ottimali per i pazienti, in qualsiasi parte del mondo essi si trovino.

6. Sviluppo tecnologico: l'innovazione nella medicina nucleare è in continua evoluzione. La collaborazione con centri leader all'estero può accelerare l'adozione di nuove tecnologie, offrendo ai pazienti un'assistenza all'avanguardia.

7. Formazione e istruzione: le collaborazioni internazionali favoriscono programmi di formazione congiunti, stage e residenze all'estero, fornendo un'esperienza preziosa ai futuri professionisti del settore.

8. Gestione delle crisi: in situazioni eccezionali, come la carenza di isotopi o eventi globali che riguardano la medicina nucleare, una forte cooperazione tra i centri esteri può facilitare la ricerca di soluzioni e la messa in comune delle risorse.

9. Etica e regolamentazione: gli scambi con i centri internazionali aiutano a confrontare e armonizzare gli approcci etici e normativi, garantendo una migliore protezione dei pazienti e una pratica conforme agli standard globali.

10. Rafforzare i legami diplomatici: oltre ai benefici medici e scientifici, la collaborazione in medicina nucleare può rafforzare i legami diplomatici tra i Paesi, favorendo un clima di fiducia e cooperazione.

Gli scambi e le collaborazioni con i centri di medicina nucleare stranieri sono un'opportunità preziosa. Contribuiscono ad arricchire le conoscenze, a migliorare le pratiche e a fornire la migliore qualità di cura possibile ai pazienti di tutto il mondo. In un mondo interconnesso, la collaborazione è la chiave del progresso.

Comprendere i diversi approcci alla medicina nucleare nel mondo.

La medicina nucleare, pur basandosi su principi scientifici universali, si è adattata ed evoluta in modo diverso nelle varie parti del mondo. Influenzata da fattori quali l'accesso alla tecnologia, le esigenze sanitarie specifiche, le tradizioni mediche, l'economia e le normative, ogni regione offre una prospettiva unica sull'applicazione e lo sviluppo di questa specialità medica.

1. L'Occidente : Pionieri e innovatori
   - Il Nord America e l'Europa sono stati pionieri nello sviluppo e nell'applicazione della medicina nucleare. Con investimenti significativi nella ricerca e nello sviluppo, queste regioni hanno introdotto molte delle tecnologie e dei protocolli standardizzati utilizzati oggi.
   - Sfide come l'invecchiamento della popolazione hanno portato ad un aumento delle malattie cardiache e neurologiche, rendendo la medicina nucleare uno strumento cruciale per la diagnosi e il monitoraggio.

2. Asia: crescita rapida e approcci innovativi
   - Paesi come il Giappone, la Corea del Sud e la Cina hanno rapidamente adottato e adattato la medicina nucleare, talvolta sviluppando tecnologie e metodi propri.
   - Le tradizioni mediche, come la medicina tradizionale cinese, possono influenzare l'approccio diagnostico e terapeutico.

3. Africa: potenziale e sfide
   - Mentre l'accesso alla medicina nucleare rimane limitato in molte parti dell'Africa, sono in corso iniziative per estendere questa specialità.
   - Le malattie endemiche come la malaria potrebbero beneficiare di nuovi approcci diagnostici grazie alla medicina nucleare.

4. America Latina: equilibrio tra tradizione e tecnologia
   - Con la crescente adozione della medicina nucleare, Paesi come il Brasile e l'Argentina stanno giocando un ruolo di primo piano nella regione.

Esigenze sanitarie specifiche, come le malattie tropicali, influenzano le applicazioni della medicina nucleare.

5. Medio Oriente: un'intersezione di tradizione e modernità

Il Medio Oriente, ricco di risorse petrolifere, sta investendo sempre di più in cure mediche all'avanguardia, compresa la medicina nucleare.

Combinare le pratiche mediche tradizionali con le tecnologie moderne offre una prospettiva unica.

6. Oceania: accesso e caratteristiche geografiche specifiche

Le grandi distanze in Australia e Nuova Zelanda rappresentano una sfida in termini di accesso all'assistenza sanitaria.

La medicina nucleare svolge un ruolo chiave nella diagnosi a distanza e nella telemedicina.

La medicina nucleare si è evoluta in molti modi diversi in tutto il mondo, ancorata a una varietà di contesti culturali, economici e sanitari. La comprensione di questi diversi approcci non solo arricchisce la prospettiva generale della specialità, ma apre anche la strada a innovazioni e collaborazioni internazionali che portano benefici a tutti noi.

Programmi di scambio e formazione all'estero.

Nel campo della medicina nucleare, in costante evoluzione, la globalizzazione offre agli operatori sanitari opportunità inestimabili di formazione, condivisione di conoscenze e collaborazione transfrontaliera. I programmi di scambio e formazione all'estero svolgono un ruolo essenziale in questo scambio dinamico, contribuendo al progresso della disciplina a livello mondiale.

1. L'importanza del commercio internazionale
   Offrono un'esposizione ai nuovi metodi, tecnologie e approcci della medicina nucleare.
   Forniscono una migliore comprensione delle sfide e delle soluzioni adottate da altre culture e sistemi sanitari.
2. Tipi di programmi disponibili
   Tirocini clinici: infermieri e medici possono trascorrere un periodo di tempo in ospedali stranieri, imparando direttamente dalle loro controparti internazionali.
   Formazione accademica: questi programmi sono spesso collegati a istituzioni accademiche e portano a diplomi o certificazioni.
   Workshop e seminari: organizzati su temi specifici, forniscono una formazione intensiva in un breve lasso di tempo.
3. Vantaggi per i professionisti
   Ampliare le competenze: imparare tecniche e protocolli che possono essere diversi da quelli praticati nel Paese d'origine.
   Networking: creare legami duraturi con professionisti di tutto il mondo.
   Prospettiva culturale: capire come le differenze culturali possono influenzare l'approccio all'assistenza.
4. Sfide e come superarle
   Barriere linguistiche: è fondamentale conoscere la lingua del Paese ospitante o essere formati in una lingua comune.
   Differenze normative: gli standard e i regolamenti possono variare da un Paese all'altro. È fondamentale informarsi prima di iniziare un programma.
5. Il ruolo delle organizzazioni internazionali
   Organismi come l'Agenzia Internazionale dell'Energia Atomica (AIEA) e la Società Europea di Medicina

Nucleare (EANM) offrono programmi, risorse e sovvenzioni per incoraggiare gli scambi internazionali.

6. Come massimizzare l'esperienza

- **Preparazione: si informi** al meglio sul Paese, sulla cultura e sui requisiti medici specifici della regione.

- **Impegno attivo:** partecipare attivamente alla formazione, porre domande e interagire con i colleghi locali.

- **Condividere dopo il ritorno:** Trasmetta le conoscenze acquisite ai colleghi del suo Paese d'origine.

I programmi di scambio e di formazione all'estero rappresentano un'opportunità unica per i professionisti della medicina nucleare di arricchirsi sia professionalmente che personalmente. In un mondo sempre più connesso, questi scambi incoraggiano l'innovazione, la collaborazione e il progresso della medicina nucleare a beneficio di tutti.

Capitolo 19

ASPETTI LEGALI E L'ETICA MEDICINA NUCLEARE

Le responsabilità legali degli infermieri.

La medicina nucleare, in quanto disciplina medica che utilizza sostanze radioattive per diagnosticare, trattare e ricercare malattie, presenta sfide etiche e legali uniche. Per gli infermieri che lavorano in questo campo, la comprensione delle implicazioni legali ed etiche è essenziale.

1. Somministrazione di radiofarmaci

La somministrazione di sostanze radioattive richiede non solo una formazione specialistica, ma anche una comprensione approfondita dei rischi associati. Gli infermieri sono obbligati per legge a somministrare la dose corretta, a monitorare gli effetti collaterali e a documentare eventuali incidenti.

2. Protezione radiologica

La sicurezza è fondamentale. Gli infermieri hanno la responsabilità legale di proteggere il paziente, se stessi e l'équipe medica dalle radiazioni eccessive. Ciò comporta la conoscenza delle tecniche di schermatura, la conservazione sicura delle sostanze radioattive e il monitoraggio dell'esposizione alle radiazioni.

3. Consenso informato

Prima di qualsiasi procedura di medicina nucleare, il paziente deve essere pienamente informato dei rischi e dei benefici. L'infermiere svolge un ruolo chiave in questo processo, assicurandosi che il paziente comprenda e dia il consenso informato.

4. La riservatezza

Come in tutti i settori medici, gli infermieri di medicina nucleare sono tenuti al segreto professionale. Tuttavia, data la natura sensibile degli esami e dei trattamenti, occorre prestare particolare attenzione alla protezione delle informazioni del paziente.

5. Ricerca etica

La medicina nucleare è anche un'area di ricerca in rapida

evoluzione. Quando gli infermieri partecipano a studi clinici, devono essere consapevoli degli standard etici, in particolare per quanto riguarda il consenso dei partecipanti e la piena divulgazione dei rischi.

6. Formazione continua

La tecnologia e le tecniche di medicina nucleare si evolvono rapidamente. Gli infermieri sono obbligati per legge a mantenere aggiornate le loro competenze per garantire un'assistenza sicura ed efficace.

7. Gestione dei rifiuti radioattivi

La responsabilità legale dell'infermiere non si esaurisce con la somministrazione del trattamento. Deve anche conoscere le procedure di gestione dei rifiuti e dei materiali radioattivi per garantire la sicurezza di tutti.

8. Collaborazione interdisciplinare

Lavorando a stretto contatto con i medici di medicina nucleare, i tecnologi e altri professionisti della salute, gli infermieri devono conoscere i limiti delle loro competenze e sapere quando consultare o indirizzare un paziente a uno specialista.

La medicina nucleare, pur offrendo interessanti opportunità di cura e di ricerca, presenta anche sfide legali ed etiche uniche. L'infermiere, in quanto membro essenziale del team sanitario, deve navigare con attenzione e competenza in questo panorama complesso, per garantire la sicurezza e il benessere dei pazienti.

Dilemmi etici comuni.

La medicina nucleare, come tutte le discipline mediche, deve affrontare dilemmi etici. Sebbene questa specialità offra innegabili vantaggi in termini di diagnosi e trattamento, solleva anche preoccupazioni specifiche dovute all'uso di radiazioni e sostanze radioattive. Ecco alcuni dei dilemmi etici che si incontrano comunemente:

1. Rischio contro beneficio

Al centro della medicina c'è il principio di "non nuocere". Ma quando si tratta di usare le radiazioni, come si fa a bilanciare il potenziale beneficio di una diagnosi accurata o di un trattamento efficace con il potenziale rischio associato all'esposizione alle radiazioni?

2. Consenso informato

Anche se i pazienti sono informati dei rischi e dei benefici, comprendono davvero la natura e la portata delle procedure? Assicurarsi che i pazienti non solo acconsentano, ma comprendano pienamente, è una sfida costante.

3. Utilizzo della ricerca

La medicina nucleare è una disciplina in rapida evoluzione con nuove scoperte. Tuttavia, l'utilizzo di una tecnologia o di una tecnica nuova e non provata solleva questioni etiche, in particolare quando si considerano le implicazioni per il paziente.

4. Accesso equo alle cure

Con risorse limitate, compresi gli isotopi rari, come possiamo garantire un accesso equo al trattamento e alla diagnosi? Chi dovrebbe avere la priorità e su quali basi?

5. Protezione della privacy

Le immagini prodotte dalla medicina nucleare possono rivelare informazioni su altri aspetti della salute del paziente. In che misura questi risultati incidentali devono essere condivisi con il paziente o con altri operatori sanitari?

6. Gestione dei rifiuti radioattivi

La responsabilità etica non si esaurisce con la gestione del trattamento. Come si possono gestire i rifiuti prodotti in modo etico e sicuro, nel rispetto dell'ambiente e delle generazioni future?

7. Formazione e competenza

I professionisti devono essere adeguatamente formati per utilizzare le tecnologie di medicina nucleare. Tuttavia, con la rapida evoluzione della tecnologia, come possiamo garantire che i professionisti rimangano competenti e aggiornati?

8. Trasparenza in caso di errore

Se si verifica un errore, come ad esempio la somministrazione di una dose errata, come deve essere comunicato al paziente? Qual è la responsabilità etica nei confronti del paziente in questi casi?

9. Collaborazione interprofessionale

La collaborazione tra diverse specialità mediche è essenziale per garantire la migliore assistenza al paziente. Tuttavia, può anche portare a tensioni o conflitti di interesse. Come si gestiscono queste situazioni dal punto di vista etico?

Ogni dilemma etico in medicina nucleare richiede un'attenta riflessione, mettendo al primo posto gli interessi del paziente e bilanciando le implicazioni a lungo termine per la società e l'ambiente. La chiave sta in una solida formazione etica, in una comunicazione trasparente e in un costante aggiornamento delle conoscenze e delle competenze.

Casi legali importanti che hanno influenzato la pratica.

La medicina nucleare, essendo una specialità all'avanguardia della tecnologia medica, non è esente da controversie e cause legali. Mentre alcuni Paesi possono avere casi specifici che hanno influenzato la loro legislazione o le loro linee guida, ecco alcuni temi generali di cause giudiziarie che potrebbero avere un impatto sulla pratica:

Esposizione accidentale alle radiazioni: questi casi riguardano pazienti che hanno accidentalmente ricevuto dosi eccessive di radiazioni durante la diagnosi o il trattamento. Le implicazioni per la salute di questi errori possono essere gravi, e questi casi hanno portato a grandi richieste di risarcimento, costringendo le strutture mediche a rafforzare i loro protocolli di sicurezza.

Mancata divulgazione dei rischi: questo può riguardare situazioni in cui il paziente non è stato sufficientemente informato dei rischi potenziali associati a un trattamento o a una diagnosi di medicina nucleare, con conseguenti accuse di mancato consenso informato.

Errori diagnostici: come in altre specialità mediche, gli errori diagnostici in medicina nucleare possono avere serie ripercussioni sulla salute del paziente. Questi casi possono portare ad accuse di negligenza medica.

Gestione dei rifiuti radioattivi: Le strutture mediche possono essere citate in giudizio per la cattiva gestione dei rifiuti radioattivi, in particolare se ciò comporta una contaminazione ambientale o l'esposizione dei dipendenti.

Esposizione dei lavoratori: gli operatori sanitari che lavorano nel campo della medicina nucleare sono esposti al rischio di radiazioni. Se i protocolli di sicurezza non vengono seguiti correttamente, ciò può portare a un'esposizione non necessaria, con conseguenti azioni legali.

Incidenti di sicurezza delle apparecchiature: I guasti alle macchine o gli errori di calibrazione possono causare esposizioni inappropriate alle radiazioni per i pazienti o i lavoratori, con conseguenti controversie legali.

Problemi di riservatezza: come in tutte le specialità mediche, la divulgazione non autorizzata di informazioni sui pazienti è una delle principali fonti di controversie.

Innovazioni tecnologiche non provate: L'introduzione di nuove tecnologie o trattamenti nella medicina nucleare senza test appropriati può portare a complicazioni per i pazienti, con implicazioni legali per i medici e gli ospedali.

Questi casi hanno contribuito a plasmare la legislazione, le linee guida e le migliori prassi della medicina nucleare, concentrandosi sulla sicurezza del paziente, sulla formazione adeguata dei professionisti e sull'attuazione di protocolli rigorosi per ridurre al minimo i rischi.

Capitolo 20

PROSPETTIVE ECOLOGICHE E SOSTENIBILITÀ

Gestione responsabile rifiuti radiologici.

La gestione dei rifiuti radiologici è una parte essenziale della medicina nucleare. Garantisce la sicurezza dei pazienti, degli operatori sanitari e dell'ambiente. Ecco una panoramica dettagliata di questo tema cruciale.

La medicina nucleare, con il suo utilizzo di radiofarmaci, genera rifiuti radioattivi. Questi rifiuti possono provenire dai prodotti iniettati ai pazienti, ma anche dai materiali utilizzati per preparare e somministrare questi prodotti, come siringhe, guanti e indumenti protettivi. Una gestione responsabile è essenziale per garantire una sicurezza ottimale.

Classificazione dei rifiuti
I rifiuti radiologici sono classificati in base alla loro natura e alla loro durata radioattiva. Questi includono :
- Rifiuti a vita breve, che perdono rapidamente la loro radioattività.
- Rifiuti a lunga vita, che rimangono radioattivi per lunghi periodi.

Stoccaggio e smaltimento
- **Stoccaggio in loco**: spesso i rifiuti a vita breve possono essere stoccati nel sito dell'ospedale o della clinica fino a quando non perdono la loro radioattività. Ciò richiede strutture speciali con pareti spesse per evitare la fuoriuscita di radiazioni.
- **Smaltimento esterno**: I rifiuti a lunga vita, invece, devono essere trattati da strutture specializzate, che possono conservarli in modo sicuro per il tempo necessario al loro decadimento radioattivo.

Ridurre gli sprechi
- **Ottimizzazione delle procedure**: utilizzando le quantità minime necessarie di materiali radioattivi e

ottimizzando i protocolli, è possibile ridurre la quantità di rifiuti prodotti.

Riciclaggio: alcuni elementi, come il piombo utilizzato per la protezione, possono essere riciclati dopo un periodo di stoccaggio.

Formazione e sensibilizzazione

Tutto il personale che lavora nel settore della medicina nucleare deve essere addestrato alla buona pratica della gestione dei rifiuti radiologici. Questo non solo garantisce la propria sicurezza, ma anche quella dei colleghi, dei pazienti e dell'ambiente.

Misure di sicurezza

Devono essere adottate rigorose misure di sicurezza per evitare qualsiasi incidente. Queste includono l'uso di contenitori adeguati, l'uso di dispositivi di protezione personale, il monitoraggio regolare dei livelli di radiazione e la definizione di protocolli chiari in caso di incidente.

Responsabilità ambientale

Al di là del semplice rispetto delle normative, la gestione responsabile dei rifiuti radiologici riflette l'impegno di un'istituzione medica nei confronti della protezione ambientale e della sicurezza pubblica.

La gestione dei rifiuti radiologici in medicina nucleare è un compito complesso che richiede un'attenta pianificazione, una formazione rigorosa e un monitoraggio costante. È una parte fondamentale dell'etica professionale della medicina nucleare e dimostra l'impegno costante degli operatori sanitari nel garantire il benessere di tutti.

Ridurre l'impronta di carbonio del servizio.

La medicina nucleare, pur essendo incentrata sulla diagnosi e sul trattamento medico, non è esente dalle responsabilità ambientali contemporanee. Nell'attuale contesto di maggiore consapevolezza dei problemi climatici, è fondamentale che ogni reparto medico adotti un approccio eco-responsabile. Ecco alcuni modi per ridurre l'impronta di carbonio di un reparto di medicina nucleare.

La riduzione dell'impronta di carbonio inizia con la comprensione dell'intero ciclo di vita delle procedure mediche, dalle apparecchiature utilizzate ai rifiuti prodotti.
Attrezzature e materiali di consumo

Apparecchiature ad alta efficienza energetica: i moderni produttori di apparecchiature mediche, come le gammacamere e gli scanner PET, stanno sviluppando macchine più efficienti dal punto di vista energetico. Optando per queste apparecchiature, si può ridurre significativamente il consumo energetico.

Riciclaggio e riutilizzo: invece di smaltire sistematicamente i materiali di consumo dopo l'uso, consideri le opzioni di riciclaggio o sterilizzazione per il riutilizzo, ove possibile e sicuro.

Gestione dei rifiuti

Ridurre al minimo gli sprechi: una formazione approfondita del personale può aiutare a ridurre gli sprechi inutili, evitando lo spreco di materiali.

Riciclare i rifiuti non radioattivi: Si assicuri che i rifiuti non contaminati da radiofarmaci siano selezionati e riciclati correttamente.

Edifici e infrastrutture

Progettazione efficiente dal punto di vista energetico: gli edifici possono essere progettati o ristrutturati per massimizzare l'efficienza energetica, come l'uso di illuminazione a LED, un migliore isolamento e sistemi di riscaldamento/raffreddamento efficienti.

- **Energia rinnovabile**: consideri l'installazione di pannelli solari o altre fonti di energia rinnovabile per alimentare il servizio.

Mobilità e logistica

- **Trasporto di radiofarmaci**: ottimizzare la logistica per ridurre i viaggi non necessari e considerare la possibilità di raggruppare le consegne.
- **Mobilità del personale**: incoraggiare modalità di trasporto ecologiche tra il personale, come il car-sharing, la bicicletta o il trasporto pubblico.

Sensibilizzazione e formazione

- **Educazione ambientale**: fornire una formazione regolare al personale sull'importanza di ridurre l'impronta di carbonio e sulle migliori pratiche da adottare.
- **Condividere le iniziative**: incoraggiare la condivisione di idee e iniziative eco-responsabili all'interno del reparto per innovare continuamente le pratiche di efficienza energetica.

Integrando questi metodi e adottando una mentalità proattiva, i reparti di medicina nucleare possono svolgere un ruolo significativo nella lotta contro il cambiamento climatico, offrendo al contempo un'assistenza di qualità ai loro pazienti.

Promuovere un approccio eco-responsabile all'interno del team.

In un mondo sempre più consapevole delle questioni ambientali, promuovere un approccio eco-responsabile in un ambiente medico come la medicina nucleare non è solo una necessità, ma anche una responsabilità. Ecco come instillare una cultura eco-responsabile all'interno del team di medicina nucleare.

Ogni membro del team, sia esso medico, infermiere, tecnico o amministratore, ha un ruolo da svolgere nell'implementazione di un approccio eco-responsabile.

1. Sensibilizzazione e formazione

Workshop eco-responsabili: organizzare seminari interni o corsi di formazione sulle migliori pratiche eco-responsabili specifiche della medicina nucleare.

Aggiornamenti regolari: fornire regolarmente informazioni sull'impatto ambientale di alcune pratiche comuni e sulle alternative disponibili.

2. Stabilire linee guida chiare

Politiche interne: sviluppi politiche interne che incoraggino pratiche eco-responsabili, come la riduzione del consumo energetico o la minimizzazione dei rifiuti.

Liste di controllo ecologiche: creare liste di controllo per le procedure comuni, evidenziando i passaggi che possono essere eseguiti in modo più ecologico.

3. Incoraggiare l'innovazione

Suggerimenti dei dipendenti: incoraggiare il personale a suggerire idee per rendere il servizio più ecologico e riconoscere i contributi significativi.

Gestire progetti verdi: implementare progetti pilota per testare nuovi metodi o tecnologie più rispettosi dell'ambiente.

4. Promuovere la mobilità verde

Programmi di car-sharing: incoraggiare il personale a condividere i viaggi per ridurre l'impronta di carbonio.

Incentivi per il trasporto eco-responsabile: offra vantaggi o premi ai dipendenti che scelgono mezzi di trasporto ecologici, come la bicicletta o il trasporto pubblico.

5. Responsabilità

- **Responsabili ecologici**: nominare ambasciatori o manager eco-responsabili all'interno del team per guidare e supervisionare le iniziative ecologiche.
- **Audit e feedback**: valutare regolarmente l'impatto delle iniziative verdi e fornire un feedback sui progressi.

6. Collaborazione esterna

- **Partnership verdi**: collaborare con altri dipartimenti o istituzioni per condividere le migliori pratiche e partecipare a iniziative verdi congiunte.
- **Coinvolgimento nella comunità**: si faccia coinvolgere in attività ambientali locali per rafforzare l'impegno del team verso la sostenibilità.

Instillare una cultura eco-responsabile non avviene dall'oggi al domani, ma con la determinazione, la comunicazione aperta e l'impegno collettivo, si possono fare progressi significativi. Adottando queste misure, il team di medicina nucleare non solo protegge l'ambiente, ma rafforza anche la sua missione di curare i pazienti nel rispetto del nostro pianeta.

Capitolo 21

FORMAZIONE E PROSPETTIVE DI CARRIERA

Specializzazione in medicina nucleare: percorsi di carriera e formazione.

La medicina nucleare, all'incrocio tra biologia, fisica e medicina, è una specialità affascinante che ha un impatto importante sulla diagnosi e sul trattamento di molte malattie. Se è affascinato dall'idea di lavorare con isotopi radioattivi e di utilizzare una tecnologia all'avanguardia per aiutare i pazienti, ecco come può specializzarsi in questo campo.

1. Studi medici di base

   Formazione iniziale: prima di tutto, è necessaria una formazione medica generale. La maggior parte degli specialisti in medicina nucleare inizia studiando medicina, ottenendo il titolo di Dottore in Medicina.

2. Specializzazione in medicina nucleare

   Residenza: dopo gli studi di medicina, è indispensabile una residenza in medicina nucleare. Questa formazione post-dottorato dura generalmente tra i 4 e i 5 anni, a seconda del Paese, e si concentra sulla pratica clinica e sugli aspetti tecnici della specialità.

   Certificazione e accreditamento: al termine della specializzazione, spesso è necessario superare un esame o ottenere una certificazione per essere riconosciuti come specialisti in medicina nucleare.

3. Formazione continua e ulteriore

   Seminari e workshop: la tecnologia e le tecniche della medicina nucleare sono in rapida evoluzione. La partecipazione regolare a seminari, workshop e conferenze è quindi essenziale per tenersi aggiornati.

   Ricerca e sviluppo: Molti specialisti scelgono di impegnarsi nella ricerca per sviluppare nuove tecniche o migliorare i metodi esistenti.

4. Sottospecialità

  - **Oncologia nucleare**: si concentra sull'uso della medicina nucleare per diagnosticare e trattare il cancro.
  - **Cardiologia nucleare**: uso della medicina nucleare per valutare e trattare le malattie cardiache.
  - **Endocrinologia nucleare**: specializzata nei disturbi delle ghiandole endocrine, in particolare della tiroide.

5. Competenze complementari

  - **Formazione in radioprotezione**: essenziale per lavorare in sicurezza con materiali radioattivi.
  - **Conoscenza dell'imaging medico**: per coloro che desiderano concentrarsi sulla scintigrafia o sulla tomografia a emissione di positroni (PET).

6. Networking e affiliazioni professionali

  - **L'appartenenza ad associazioni professionali**: l'appartenenza ad associazioni o società di medicina nucleare può offrire opportunità di formazione, ricerca e networking.

La medicina nucleare è una specialità ricca e dinamica. Perseguendo una carriera specialistica e impegnandosi nella formazione continua, può non solo contribuire al progresso della medicina, ma anche avere un impatto profondo sulla vita di molti pazienti.

Sviluppo della carriera : gestione, insegnamento e ricerca.

La medicina nucleare, come qualsiasi altro settore medico, offre una varietà di percorsi per coloro che desiderano progredire o diversificare la propria carriera. Al di là del ruolo clinico tradizionale, ci sono opportunità nella gestione, nell'insegnamento e nella ricerca per ampliare le competenze, influenzare la pratica clinica e contribuire al progresso della scienza.

177

1. Gestione e leadership

Capo reparto: la gestione di un reparto di medicina nucleare comporta non solo la supervisione del personale medico, ma anche la gestione delle risorse, lo sviluppo di politiche e la presa di decisioni strategiche per il reparto.

Direttore medico: alcuni professionisti gravitano verso ruoli di gestione, supervisionando diversi dipartimenti o addirittura tutte le operazioni mediche di una struttura.

Consulente sanitario: basandosi sulla propria esperienza, alcuni specialisti si dedicano alla consulenza, aiutando altre strutture a migliorare la propria pratica di medicina nucleare.

2. Insegnamento

Professore o docente: chi ha la passione di trasmettere le conoscenze può scegliere di insegnare nelle scuole di medicina o nei programmi di formazione specialistica.

Mentore e supervisione: agire come mentore per gli specializzandi e i giovani professionisti è essenziale per formare la prossima generazione di specialisti in medicina nucleare.

Sviluppare programmi formativi: Anche la creazione e l'aggiornamento dei programmi di formazione in risposta agli sviluppi della medicina nucleare è fondamentale.

3. Ricerca

Ricercatore clinico: molti specialisti scelgono di impegnarsi nella ricerca clinica, esplorando nuovi metodi, trattamenti o tecnologie nella medicina nucleare.

Pubblicazioni: Scrivere articoli, casi di studio e recensioni è un modo per contribuire alla letteratura medica e condividere le scoperte con la comunità medica globale.

- **Collaborazione interdisciplinare**: la natura interdisciplinare della medicina nucleare offre opportunità di collaborazione con altre specialità, portando a innovazioni e scoperte comuni.

Lo sviluppo della carriera nella medicina nucleare è stimolante e gratificante. Che si tratti di leadership, formazione o ricerca, le opportunità sono vaste e consentono ai professionisti di lasciare un'impronta duratura sul campo. Continuando ad apprendere e ad adattarsi, gli specialisti in medicina nucleare possono continuare ad avere un impatto significativo sulla salute dei pazienti e sul progresso della scienza medica.

Reti professionali e associazioni dedicate.

Nel vasto campo della medicina nucleare, l'adesione a una rete professionale o a un'associazione di specialisti è essenziale per lo scambio continuo di informazioni, la formazione continua, la difesa dei diritti professionali e la condivisione delle migliori pratiche. Queste associazioni e reti non solo ci permettono di costruire relazioni, ma anche di tenerci aggiornati sulle ultime innovazioni, studi di ricerca, progressi tecnologici e questioni etiche.

1. Associazioni in tutto il mondo
- **Société Internationale de Médecine Nucléaire et d'Imagerie Moléculaire (SNMMI)**: questa organizzazione internazionale ha l'obiettivo di promuovere lo scambio di scienza e formazione in medicina nucleare.
- **World Federation of Nuclear Medicine and Biology (WFNMB): riunisce** professionisti di tutto il mondo e organizza conferenze, workshop e corsi di formazione.

2. Associazioni regionali e nazionali

Società Europea di Medicina Nucleare (EANM): svolge un ruolo fondamentale nella promozione della medicina nucleare in Europa attraverso congressi, pubblicazioni e linee guida cliniche.

Associazione asiatica di medicina nucleare (AOFNMB): al servizio della comunità di medicina nucleare in Asia.

Associazioni nazionali: quasi ogni Paese ha la sua associazione o società di medicina nucleare, che si occupa di questioni specifiche della sua regione o della sua legislazione.

3. Gruppi di specialità e sottospecialità

Associazioni di tecnologi di medicina nucleare: queste associazioni si concentrano specificamente sui tecnologi, che svolgono un ruolo essenziale nell'implementazione delle procedure e nella gestione delle apparecchiature.

Gruppi dedicati a patologie specifiche: ad esempio, gruppi che si concentrano esclusivamente sulla cardiologia nucleare o sull'oncologia nucleare.

4. Forum e reti online

Forum di discussione: piattaforme in cui i professionisti possono discutere di casi complessi, condividere risorse o chiedere consigli.

Gruppi sui social media: gruppi su piattaforme come LinkedIn o Facebook dedicati alla medicina nucleare.

L'appartenenza a una rete o a un'associazione professionale offre molti vantaggi, come sconti sulle conferenze, accesso a riviste specializzate, l'opportunità di richiedere borse di studio per la ricerca e molto altro ancora. Soprattutto, offre ai professionisti un senso di appartenenza a una comunità che lavora collettivamente per migliorare la medicina nucleare e, di conseguenza, l'assistenza ai pazienti.

Capitolo 22

L'EVOLUZIONE DELLA PROFESSIONE: GUARDARE INDIETRO E GUARDARE AVANTI

Sviluppo storico medicina nucleare.

La medicina nucleare, una specialità medica che combina chimica, fisica, biologia e medicina, ha percorso una strada impressionante dai suoi inizi. Oggi, è uno strumento diagnostico e terapeutico prezioso, che utilizza piccole quantità di materiali radioattivi per diagnosticare, valutare e trattare una serie di malattie. Vediamo insieme questo entusiasmante viaggio.

Le origini: Scoperta della radioattività

Alla fine del XIX secolo, gli scienziati iniziarono ad interessarsi alle radiazioni emanate da alcune sostanze. Nel 1896, Henri Becquerel scoprì la radioattività studiando i sali di uranio. Poco dopo, Pierre e Marie Curie isolarono il radio e il polonio, consolidando così lo studio della radioattività.

Le prime applicazioni mediche

All'inizio del XX secolo, sono state riconosciute le proprietà curative delle radiazioni, in particolare nel trattamento dei tumori. Tuttavia, il loro utilizzo era primitivo e spesso pericoloso, a causa della mancanza di conoscenze approfondite.

L'avvento degli isotopi artificiali

Nel 1934, Frédéric e Irène Joliot-Curie riuscirono a creare degli isotopi artificiali. Questa scoperta aprì le porte all'uso medico degli isotopi radioattivi, in quanto potevano essere progettati specificamente per emettere radiazioni per un periodo di tempo controllato.

La nascita della medicina nucleare come disciplina

Dopo la Seconda Guerra Mondiale, con lo sviluppo della tecnologia nucleare e la maggiore disponibilità di isotopi radioattivi prodotti dai reattori nucleari, le applicazioni mediche si sono moltiplicate. Negli anni '50 sono state effettuate le prime scansioni della tiroide con lo iodio radioattivo.

Innovazioni tecnologiche e sviluppo dell'imaging
Gli anni '60 e '70 hanno visto la comparsa di telecamere gamma e computer, che hanno permesso lo sviluppo della scintigrafia come tecnica di imaging. La tomografia a emissione di positroni (PET) è apparsa negli anni '80, offrendo una risoluzione molto più elevata e la possibilità di visualizzare il metabolismo dei tessuti.

L'era dell'ibridazione
All'inizio del XXI secolo, la combinazione della PET con la tomografia computerizzata (TC) ha permesso di unire le immagini funzionali e anatomiche, fornendo una visione più completa delle patologie.

Integrazione con la biologia molecolare
Recentemente, la medicina nucleare si è concentrata sulla visualizzazione dei processi molecolari all'interno dell'organismo, aprendo prospettive per la medicina personalizzata e e terapie mirate.

La storia della medicina nucleare è una storia di convergenza tra la scienza fondamentale e il desiderio di comprendere, diagnosticare e trattare meglio le malattie. Continua ad evolversi, con nuovi progressi tecnologici e applicazioni cliniche in espansione, che promettono un futuro ancora più luminoso per questa affascinante disciplina.

I principali attori e pionieri disciplina.

La medicina nucleare, come molte discipline mediche e scientifiche, è stata plasmata da individui visionari, la cui determinazione e ingegno hanno spinto le frontiere della conoscenza. Ecco una breve introduzione ad alcuni dei pionieri che hanno lasciato la loro impronta sul campo.

Henri Becquerel (1852-1908): Questo fisico francese ha posto la prima pietra della medicina nucleare quando ha scoperto la radioattività nel 1896, studiando i sali di uranio. La sua scoperta fondamentale ha aperto la strada alle numerose applicazioni della radioattività in medicina e non solo.

Pierre (1859-1906) e Marie Curie (1867-1934): Questa famosa coppia di ricercatori ha svolto un ruolo cruciale nell'isolamento e nello studio del radio e del polonio. Marie Curie, in particolare, fu una forza trainante nell'applicazione medica delle radiazioni, soprattutto durante la Prima Guerra Mondiale.

Frédéric (1900-1958) e Irène Joliot-Curie (1897-1956): continuando il lavoro di Marie e Pierre Curie, questa coppia riuscì a produrre isotopi radioattivi artificiali nel 1934, aprendo le porte ad applicazioni mediche più mirate.

Benedict Cassen (1902-1972): a questo ingegnere biomedico viene spesso attribuito il merito di aver sviluppato la prima telecamera gamma funzionale nel 1950. Questo strumento ha permesso di ottenere immagini del corpo umano dopo la somministrazione di isotopi radioattivi, gettando così le basi della scintigrafia.

David E. Kuhl (1929-2017): Pioniere della tomografia ad emissione, Kuhl ha sviluppato le prime tecniche di imaging trasversale negli anni '60, precedendo di diversi anni l'avvento della PET.

Hal O. Anger (1920-2005): Spesso definito il "padre della gamma camera", Anger ha progettato e sviluppato la prima gamma camera commercialmente valida negli anni '50, che rimane uno strumento essenziale nella medicina nucleare.

Paul Harper (1921-2008): Ad Harper si attribuisce il merito di aver introdotto l'idea della terapia con radionuclidi, utilizzando isotopi radioattivi per trattare malattie come il cancro alla tiroide.

Ognuno di questi pionieri, attraverso le loro scoperte e innovazioni, ha contribuito a plasmare la medicina nucleare come la conosciamo oggi. Il loro lavoro continua a influenzare e ispirare le attuali generazioni di ricercatori e medici del settore.

Prospettive e sfide future per la nuova generazione di infermieri.

All'alba di una nuova era tecnologica e di fronte a un panorama medico in continua evoluzione, la nuova generazione di infermieri di medicina nucleare si trova di fronte a un orizzonte pieno di sfide e di enormi opportunità.

Il peso dell'innovazione tecnologica: i progressi tecnologici, dalla robotica all'intelligenza artificiale, promettono di trasformare la medicina nucleare. Gli infermieri dovranno adattarsi rapidamente, acquisire nuove competenze e, più che mai, comprendere l'interfaccia tra uomo e macchina per garantire un'assistenza ottimale al paziente.

Umanizzare l'assistenza in un mondo high-tech: nonostante l'afflusso di tecnologia, l'empatia, l'ascolto e la compassione rimangono al centro della professione. La sfida sarà quella di mantenere questa umanità in un ambiente sempre più digitalizzato, e di ricordare che dietro ogni immagine, ogni dato, c'è un essere umano.

Nuove responsabilità etiche: con la potenza della tecnologia arrivano nuove preoccupazioni etiche. Come gestire, ad esempio, i dati sensibili? O come possiamo garantire un trattamento equo per tutti i pazienti nell'era della medicina personalizzata? La nuova generazione di infermieri dovrà essere in prima linea in questi dibattiti.

Multidisciplinarietà: la medicina nucleare, per sua natura, implica una stretta collaborazione con altre specialità. Le competenze comunicative interprofessionali e la capacità di lavorare in un team multidisciplinare saranno più che mai cruciali.

L'importanza della formazione continua: la medicina nucleare si evolve rapidamente. Gli infermieri dovranno dedicarsi alla formazione durante la loro carriera, non solo per tenersi aggiornati sulle ultime tecniche, ma anche per anticipare le tendenze future.

Gestire lo stress e la salute mentale: la crescente complessità dell'assistenza, unita alle pressioni dell'ambiente ospedaliero, può avere un impatto sulla salute mentale. Sarà essenziale imparare a gestire lo stress, a riconoscere i segnali di burn-out e a cercare aiuto quando necessario.

La globalizzazione dell'assistenza: nell'era della telemedicina e della collaborazione internazionale, gli infermieri avranno probabilmente l'opportunità di lavorare con pazienti e professionisti di tutto il mondo. Una maggiore sensibilità culturale e una comprensione delle pratiche mediche internazionali saranno quindi essenziali.

Il futuro sembra luminoso per la medicina nucleare e, per estensione, per gli infermieri di medicina nucleare. Se da un lato ci sono molte sfide, dall'altro ci sono anche opportunità per imparare, crescere e plasmare il futuro di questa affascinante disciplina. Armando la prossima generazione di infermieri con le competenze, la resilienza e la passione necessarie, possiamo essere certi che l'assistenza ai pazienti in medicina nucleare sarà in mani sicure.

Conclusione

Medicina nucleare :
un campo in continua evoluzione.

La medicina nucleare, una disciplina all'incrocio tra fisica, biologia e medicinaè, sempre stata il frutto di una costante ricerca di innovazione e miglioramento. Dai suoi modesti inizi nella metà del XX secolo, si è evoluta fino a diventare uno dei pilastri della diagnosi e del trattamento medico, aprendo orizzonti finora inesplorati.

Il principio di base della medicina nucleare si basa sull'uso di sostanze radioattive, note come radiofarmaci, per visualizzare, diagnosticare e persino trattare alcune malattie. Ciò che è iniziato con semplici immagini si è evoluto in sofisticate tecniche di imaging, come la tomografia a emissione di positroni (PET) o la scintigrafia, in grado di fornire immagini dettagliate dei processi metabolici dell'organismo.

Gli sviluppi tecnologici sono stati la forza trainante di questa disciplina. Ad esempio, le moderne macchine PET-CT combinano la PET con la tomografia computerizzata (TC), consentendo una visualizzazione più accurata delle anomalie metaboliche, sovrapponendole alla struttura anatomica. Questo è stato un cambiamento rivoluzionario per il rilevamento e la gestione di varie condizioni, compresi i tumori.

Ma la medicina nucleare non si ferma alla semplice diagnostica per immagini. Ha ampliato il suo spettro per includere trattamenti come la radioterapia interna mirata. In questi protocolli, radiofarmaci specifici colpiscono le cellule malate, consentendo una distruzione selettiva e risparmiando il tessuto sano circostante.

Anche le sfide etiche e ambientali hanno influenzato questa disciplina. Di fronte alla crescente preoccupazione per l'esposizione alle radiazioni, sono state perfezionate tecniche per minimizzare le dosi e massimizzare i benefici clinici. Allo stesso modo, la gestione responsabile dei rifiuti radioattivi è diventata una priorità assoluta.

Lo sviluppo della medicina nucleare è stato segnato anche dalla collaborazione interdisciplinare. Radiofarmacisti, fisici medici, medici e tecnologi lavorano a stretto contatto per migliorare le tecniche esistenti e svilupparne di nuove. Questa sinergia è essenziale se vogliamo spingere i confini di ciò che questa disciplina può raggiungere.

Guardando al futuro, la medicina nucleare è pronta ad abbracciare l'intelligenza artificiale e i big data, con la speranza di personalizzare ulteriormente i trattamenti e migliorare l'accuratezza diagnostica. I progressi nella genomica e nella biologia molecolare potrebbero anche aprire la strada a terapie ancora più mirate.

La medicina nucleare, in costante evoluzione, incarna la fusione tra scienza e medicina, sempre alla ricerca di nuovi modi per migliorare la vita dei pazienti. In un mondo in cui la tecnologia e la medicina si avvicinano sempre di più, questa disciplina è destinata a svolgere un ruolo decisivo nel panorama medico del 21° secolo.

L'infermiera : un pilastro essenziale dell'assistenza al paziente.

Al centro dei sistemi sanitari, gli infermieri svolgono un ruolo essenziale e versatile nell'assistenza globale dei pazienti. Molto più che svolgere semplicemente compiti tecnici, gli infermieri sono gli attori chiave nel garantire la continuità, la qualità e la sicurezza delle cure. Grazie alla loro competenza clinica, alla capacità di ascolto e all'approccio incentrato sul paziente, gli infermieri sono innegabilmente un pilastro essenziale dell'assistenza.

Non appena i pazienti vengono ricoverati, spesso è l'infermiere che diventa il loro primo punto di contatto, valutando le loro esigenze, rassicurandoli e stabilendo un rapporto di fiducia. Questa relazione terapeutica è il cuore della professione infermieristica. Favorisce la comunicazione, facilita la comprensione del trattamento e sostiene i pazienti per tutta la durata della loro cura.

Oltre alle loro competenze cliniche, gli infermieri svolgono un ruolo cruciale nel coordinamento delle cure. Collaborano con una moltitudine di professionisti sanitari - medici, farmacisti, assistenti sanitari, assistenti sociali, psicologi e molti altri - per garantire un'assistenza olistica al paziente. Fanno da collegamento tra questi diversi attori, assicurando che le informazioni essenziali vengano trasmesse e che il paziente riceva un'assistenza coerente e completa.

Anche le competenze educative degli infermieri sono essenziali. Spesso sono loro a educare i pazienti e le loro famiglie sulla malattia, sui trattamenti, sui possibili effetti collaterali e sulla routine quotidiana da adottare. Questo aspetto educativo è fondamentale per consentire ai pazienti di prendere in mano la propria salute, comprendere e aderire ai trattamenti e ottimizzare la propria autonomia.
Ma il ruolo dell'infermiere non si ferma qui. La loro vicinanza al paziente li mette in prima linea nel rilevare i cambiamenti dello stato di salute del paziente, anticipando le complicazioni o valutando il dolore e il comfort del paziente. Il loro occhio acuto, unito alla loro esperienza clinica, li rende i veri guardiani della sicurezza del paziente.

Inoltre, l'umanità e l'empatia sono al centro della professione infermieristica. Nei momenti di vulnerabilità, dolore o di fronte all'ignoto, il supporto emotivo fornito dall'infermiere è essenziale quanto l'assistenza tecnica. Consolano, ascoltano e comprendono, accompagnando i pazienti negli alti e bassi della loro cura.

Gli infermieri sono molto più che semplici esecutori di compiti. Sono i guardiani della qualità dell'assistenza, i difensori degli interessi dei pazienti e l'anello di congiunzione tra tutti i soggetti coinvolti nell'assistenza sanitaria. In un mondo medico in continua evoluzione, dove la tecnologia gioca un ruolo sempre più importante, il ruolo umano, vicino e premuroso dell'infermiere rimane, più che mai, un pilastro essenziale dell'assistenza al paziente.

Glossario di termini medici specifici.

Scintigrafia: tecnica di imaging che utilizza isotopi radioattivi per visualizzare l'attività di un organo o di una regione del corpo.

PET (Tomografia a Emissione di Positroni): tecnica di imaging che misura l'attività metabolica dei tessuti utilizzando traccianti radioattivi.

Gamma camera: dispositivo utilizzato per rilevare le radiazioni emesse dagli isotopi radioattivi introdotti nell'organismo.

Radiofarmaco: sostanza radioattiva utilizzata in medicina nucleare per la diagnosi o il trattamento.

Isotopo radioattivo: variante di un elemento chimico che emette radiazioni sotto forma di particelle o raggi.

Radiazione: energia emessa sotto forma di onde o particelle.

Radioprotezione: un insieme di misure volte a proteggere le persone e l'ambiente dagli effetti nocivi delle radiazioni.

Dose radioattiva: quantità di radioattività somministrata o ricevuta da un paziente o da un organo.

Effetti stocastici: effetti la cui probabilità di verificarsi aumenta con la dose, ma la cui gravità non dipende dalla dose (ad esempio, il cancro).

Effetti deterministici: Effetti la cui gravità aumenta con la dose e che richiedono una dose minima per manifestarsi (ad esempio, le ustioni da radiazioni).

Radiazioni ionizzanti : Radiazioni che hanno un'energia sufficiente per staccare gli elettroni dagli atomi o dalle molecole, il che può danneggiare o uccidere le cellule.

PET-CT (Tomografia a Emissione di Positroni - Tomografia Computerizzata): combinazione di PET e tomografia computerizzata (TC) per ottenere immagini funzionali e anatomiche in un'unica sessione.

Dosimetria: scienza che misura la quantità di radiazioni assorbite da un materiale o da un tessuto.

Biodistribuzione: distribuzione di una sostanza, come un radiofarmaco, attraverso i diversi tessuti del corpo.

Radiologia: branca della medicina che utilizza le radiazioni per diagnosticare e trattare le malattie.

Telemedicina: la pratica della medicina a distanza attraverso le tecnologie dell'informazione e della comunicazione.

Onco-ematologia: specialità medica dedicata allo studio e al trattamento dei tumori e delle malattie del sangue.

Radiotossicità: tossicità derivante dall'esposizione a radiazioni ionizzanti.

Terapia con radionuclidi: trattamento che utilizza radionuclidi per erogare radiazioni direttamente a un tumore o a un'area specifica del corpo.

Questo glossario fornisce una panoramica di alcuni termini chiave associati alla medicina nucleare e alla radiologia. Per un uso clinico o accademico, potrebbe essere necessario un glossario più completo e fonti aggiuntive.

Risorse aggiuntive e raccomandazioni per la formazione continua.

Libri e manuali:

"Essentials of Nuclear Medicine Imaging" di Fred A. Mettler e Milton J. Guiberteau.

"Medicina nucleare: i requisiti" di Harvey A. Ziessman, Janis P. O'Malley e James H. Thrall.

Riviste specializzate:

Giornale di Medicina Nucleare (JNM)

Giornale Europeo di Medicina Nucleare e Imaging Molecolare

Seminari di medicina nucleare

Associazioni e aziende:

Società di Medicina Nucleare e Imaging Molecolare (SNMMI)

Associazione Europea di Medicina Nucleare (EANM)

Agenzia Internazionale per l'Energia Atomica (AIEA) - Sezione di medicina nucleare

Formazione online e webinar:

SNMMI Learning Center: offre corsi, webinar e seminari online per i professionisti.

EANM e-Learning: piattaforma di formazione online per i professionisti della medicina nucleare.

Conferenze e workshop:

Conferenze annuali organizzate da SNMMI, EANM e altre associazioni pertinenti.

Workshop pratici su argomenti specifici come la dosimetria, l'uso di nuove telecamere e la gestione del rischio di radiazioni.

Programmi di certificazione e formazione post-laurea:

Certificazione specialistica in medicina nucleare per infermieri, tecnici e medici.

- Programmi di specializzazione in medicina nucleare per medici.
- Risorse online:
  - Radiopaedia: un sito di riferimento collaborativo per la radiologia, che include anche una sezione sulla medicina nucleare.
  - Medscape: una piattaforma per gli operatori sanitari con articoli, casi di studio e notizie nel campo della medicina nucleare.
- Reti di collaborazione interdisciplinare:
  - Forum e gruppi di discussione dedicati alla medicina nucleare.
  - Collaborazione con centri esteri per lo scambio di conoscenze e pratiche.
- Organismi regolatori e standard:
  - Per tenersi aggiornati su standard e normative, è consigliabile seguire le pubblicazioni dell'AIEA e delle autorità sanitarie nazionali.
- Guarda la tecnologia:
  - Tenersi aggiornati sui progressi tecnologici attraverso riviste specializzate, newsletter e mostre in occasione di conferenze.
- Libri e manuali:
  - "Manuel de médecine nucléaire" di Jean-Noël Talbot.
  - "Atlas de scintigraphie osseuse" di Françoise Montravers.

- Riviste specializzate:
  - Medicina nucleare - Imaging funzionale e metabolico
  - Revue Française des Laboratoires
- Associazioni e aziende:
  - Società francese di medicina nucleare e imaging molecolare (SFMN)
  - Associazione canadese di medicina nucleare (CANM)

Formazione online e webinar:

I siti web di SFMN e ACMN offrono spesso corsi di formazione, seminari online e webinar per i professionisti.

Conferenze e workshop:

Conferenze annuali organizzate da SFMN, ACMN e altre associazioni francofone rilevanti.

Durante questi incontri vengono offerti workshop specialistici.

Programmi di certificazione e formazione post-laurea:

Diplomi universitari e interuniversitari specifici per la medicina nucleare offerti da varie università francofone.

Risorse online:

Campus numérique en radiologie (CAMPUS R3): piattaforma in lingua francese che offre moduli didattici di imaging medico, inclusa la medicina nucleare.

Reti di collaborazione interdisciplinare:

Forum e gruppi di discussione francofoni specializzati in medicina nucleare.

Organismi regolatori e standard:

Autorité de Sûreté Nucléaire (ASN) per la Francia: regola, tra le altre cose, le pratiche mediche che utilizzano radionuclidi.

Guarda la tecnologia:

Per tenersi aggiornati sui progressi tecnologici e sulle nuove tecniche, le newsletter dell'SFMN e dell'ACMN e le pubblicazioni dei fornitori di apparecchiature sono risorse eccellenti.

Per i professionisti della medicina nucleare è fondamentale continuare a formarsi. Non solo per garantire la qualità delle loro cure, ma anche per rimanere all'avanguardia in una disciplina in costante evoluzione. Anche se a volte le risorse disponibili in francese sono meno numerose rispetto a quelle in inglese, sono di alta qualità e adattate alle esigenze specifiche di ogni Paese.

www.ingramcontent.com/pod-product-compliance
Lightning Source LLC
Chambersburg PA
CBHW071203290526
45796CB00008B/115